DE

L'IMPUISSANCE

ET DE

LA STÉRILITÉ CHEZ L'HOMME

LEURS CAUSES — LEUR TRAITEMENT

PAR

LE D. MOREAU-WOLF

Chevalier de la Légion d'honneur,
Gentilhomme de la Maison Royale de Portugal,
Commandeur de Notre-Dame de la Conception Villa-Vicosa,
Professeur de chirurgie spéciale,
Membre de plusieurs Académies et Sociétés savantes nationales
et étrangères, etc.

3ᵉ ÉDITION

FIGURES DANS LE TEXTE

Prix : 1 fr. 25.

BRUXELLES

F. VAN CROMBRUGGHE-CHRISTIAENS, LIBRAIRE

GALERIE BORTIER, 4, 5, 6

1884

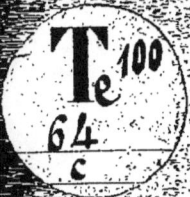

DE

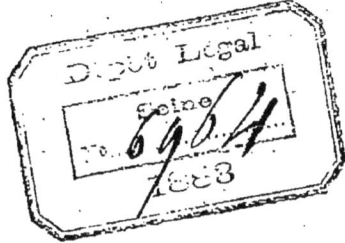

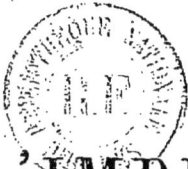

L'IMPUISSANCE

ET DE

LA STÉRILITÉ CHEZ L'HOMME

LEURS CAUSES. — LEUR TRAITEMENT

Le Docteur MOREAU-WOLF

reçoit tous les jours (excepté les Dimanches), de 4 à 5 h.

39, *rue des Petits-Champs*, 39.

CONSULTATIONS PARTICULIÈRES

A D'AUTRES HEURES EN ÉCRIVANT POUR DEMANDER
UN RENDEZ-VOUS.

Les malades de province et de l'étranger qui, ne pouvant se déplacer, désirent une consultation écrite doivent envoyer les renseignements suivants :

1º Leur âge, leur tempérament, leur constitution.

2º S'ils sont mariés ? depuis combien de temps ? avec ou sans enfants ?

3º Leur profession, leur hygiène habituelle.

4º Quelles sont les maladies générales ou locales qui les ont atteints antérieurement ?

5º Les symptômes bien détaillés de la maladie actuelle, l'époque de son début, ses causes probables, les traitements déjà suivis, etc.

DE

L'IMPUISSANCE

ET DE

LA STÉRILITÉ CHEZ L'HOMME

LEURS CAUSES. — LEUR TRAITEMENT

PAR

LE Dr MOREAU-WOLF

Chevalier de la Légion d'honneur,
Gentilhomme de la Maison Royale de Portugal,
Commandeur de Notre-Dame de la Conception Villa-Vicosa,
Professeur de chirurgie spéciale,
Membre de plusieurs Académies et Sociétés savantes nationales
et étrangères, etc.

3e ÉDITION

FIGURES DANS LE TEXTE

Prix : 1 fr. 25

BRUXELLES

F. VAN CROMBRUGGHE-CHRISTIAENS, LIBRAIRE
GALERIE BORTIER, 4, 5, 6

1884

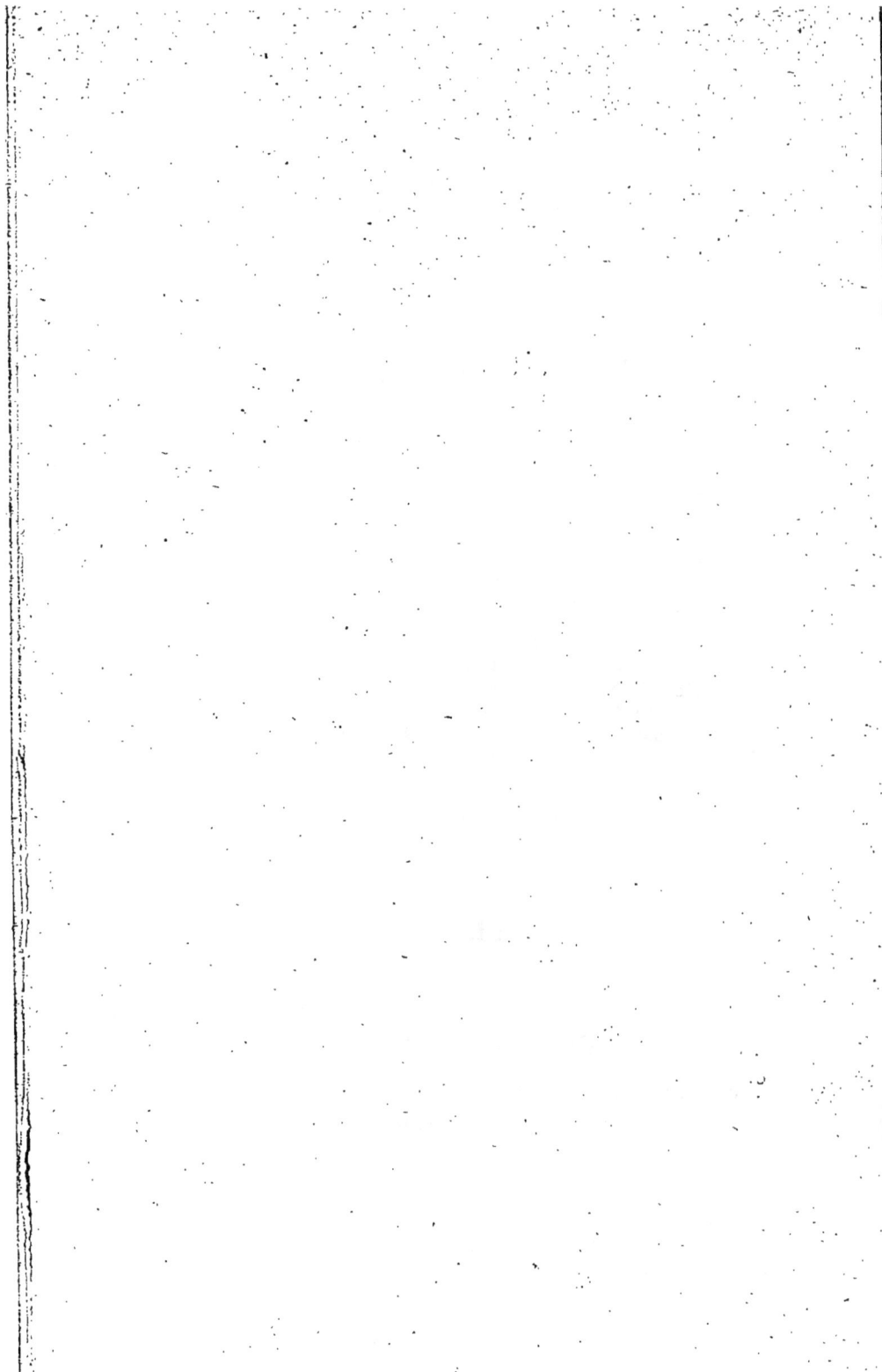

AVANT-PROPOS.

Dans le cours de notre longue pratique, nous avons été consulté si fréquemment pour des cas d'impuissance et nous avons reçu à ce sujet les confidences (naturellement sans restrictions) de si nombreux malades, qu'il nous a été permis de constater dans quelle ignorance, de tout ce qui a rapport aux fonctions de la génération, vivaient en général les gens du monde. La plupart du temps en effet on est bien loin de soupçonner la cause réelle de sa frigidité ou de son impuissance, et si on s'adresse à un médecin c'est avec la conviction qu'il lui suffira de vous prescrire un médicament quelconque, pour vous redonner des érections. Bien souvent même les malades ont de la peine à admettre que l'impuissance dont ils sont frappés n'est qu'un des symptômes d'une affection générale à laquelle il faut avant tout s'attaquer s'ils veulent récupérer l'énergie virile qui leur fait défaut.

Il en est d'autres, moins nombreux il est vrai, chez lesquels l'impuissance tenant uniquement à une lésion ou à une maladie du ressort de la chirurgie pure, sont fort étonnés lorsqu'au lieu de la drogue à laquelle ils s'attendaient, on leur conseille telle ou telle opération, et que, qui plus est, on leur en démontre la nécessité.

Le but que nous nous sommes proposé en écrivant ce livre, a donc été en éclairant les gens du monde

1

sur la nature et les causes de l'impuissance, de les mettre en garde contre la funeste tendance qu'ils ont généralement, lorsqu'ils constatent un affaiblissement plus ou moins marqué de leur puissance copulatrice, à recourir à la légère sans plus ample informé à des médicaments réputés aphrodisiaques, à tort ou à raison.

Comme on le verra dans le cours de cet ouvrage, l'absorption des substances qui possèdent sur l'appareil de l'érection une action manifeste n'est pas toujours sans danger, et leurs effets doivent en tout cas être surveillés de près par un homme de l'art qui, étant à même d'apprécier les indications et les contre-indications de leur emploi, a seul qualité pour les prescrire sous sa propre responsabilité. Quant aux agents médicamenteux d'un usage banal dont l'effet est nul ou à peu près sur les fonctions génitales, leur administration, si elle n'offre pas de péril en elle-même, n'en est pas moins déplorable puisqu'elle permet à la maladie de s'enraciner en l'absence d'un traitement rationnel.

Il nous a semblé utile, après avoir exposé en quelques pages (que nous avons cherché à rendre aussi claires que possible) l'anatomie et la physiologie de l'appareil de la génération, de décrire les causes les plus connues d'impuissance et de stérilité, en même temps que nous indiquions le traitement médical ou chirurgical qui leur convient en particulier. Enfin nous terminons par une brève appréciation des différentes médications et des médicaments aphrodisiaques, dont la science dispose pour la cure de cette triste maladie.

Rien, nous le savons, n'est plus difficile que d'écrire un livre sérieux de médecine qui soit à la portée de tous ; aussi en composant ce modeste ouvrage ne nous sommes nous pas fait un seul instant illusion sur les reproches qu'on ne manquerait pas de nous adresser à son sujet. Selon les connaissances médicales plus ou moins étendues qu'ils possèdent ou qu'ils croient posséder, les uns le trouveront incomplet, et les autres trop scientifique.

Quant à nous, tout en nous rendant assez justice pour ne pas affirmer que nous avons toujours su, en restant homme de science, être excellent vulgarisateur, nous nous consolerons en pensant que si nous avions réuni ces deux qualités, nous eussions été parfait et...... la perfection n'est pas de ce monde. Ce que nous avons cherché avant tout, c'est d'être utile aux malades en leur indiquant la marche à suivre dans le traitement d'une maladie de nature aussi délicate que l'impuissance : nous espérons n'avoir pas été trop ambitieux.

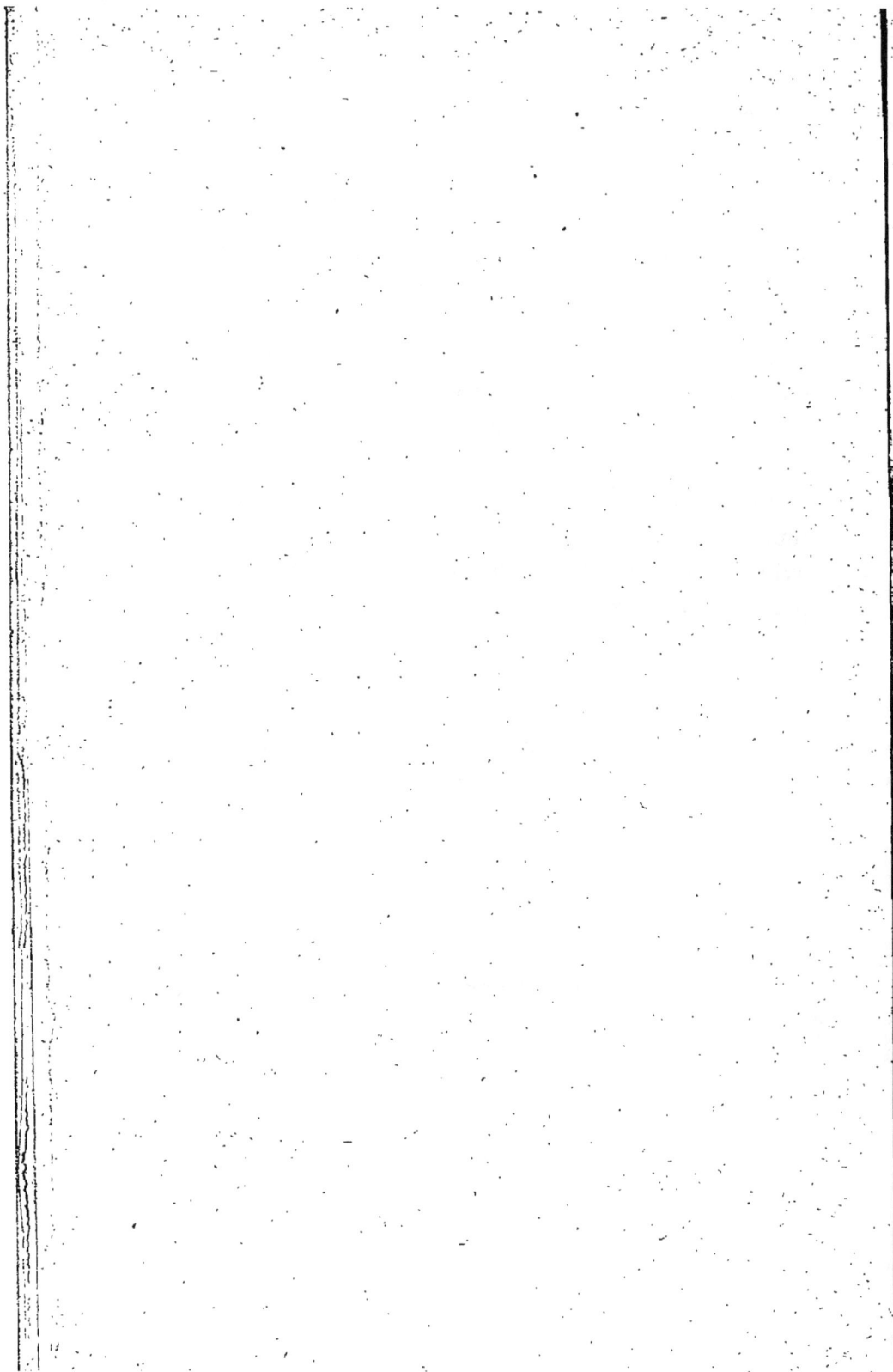

DE
L'IMPUISSANCE

ET DE

LA STÉRILITÉ

CHEZ L'HOMME

ET DES

MOYENS D'Y REMÉDIER

~~~~~~~~~~~~~~~~~~

ANATOMIE ET PHYSIOLOGIE

DE L'APPAREIL DE LA GÉNÉRATION CHEZ L'HOMME.

Les organes de la génération de l'homme ont un double rôle à remplir. Constitués avant tout pour élaborer le fluide fécondant ou *sperme*, ils doivent en outre porter ce liquide dans les organes génitaux de la femme à la rencontre de l'ovule qu'il est appelé à féconder.

L'appareil sécréteur et excréteur du sperme se compose :

1º Des deux *testicules*, organes glanduleux chargés de sécréter le fluide prolifique.

2º De deux conduits (*canaux déférents*) par lesquels il chemine jusqu'aux

3o. *Vésicules séminales*, réservoirs qui doivent le contenir dans l'intervalle des rapprochements sexuels.

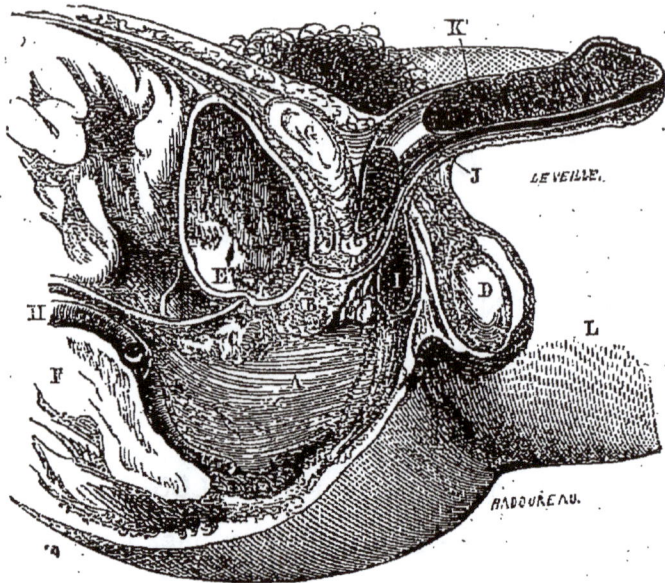

FIG. 1.

Coupe de l'appareil génito-urinaire.

A. Rectum.
B. Prostate.
C. Vésicule séminale et canal déférent.
D. Testicule gauche.
E. Intérieur de la vessie.
F. Os sacrum.
G. Os du pubis.
H. Artères et veines iliaques.
I. Bulbe de l'urèthre.
J. Canal de l'urèthre.

Et 4° enfin de deux autres canaux (*canaux éjacu-*

lateurs) qui sont destinés à le verser dans un conduit excréteur commun (*urèthre.*)

L'appareil de copulation (*appareil érectile*) est formé par la réunion du canal d'excrétion commun au sperme et à l'urine (*urèthre*), entouré d'un *tissu spongieux* et d'une charpente destinée à le soutenir (*corps caverneux*); et enfin d'un appareil musculaire dont les contractions ont pour effet de chasser vigoureusement le sperme hors de l'urèthre.

APPAREIL SÉCRÉTEUR DU SPERME.

TESTICULES.

Les testicules sont des organes glanduleux qui sécrètent le *sperme.*

Au nombre de deux, ils sont situés hors de la cavité abdominale dans les bourses de chaque côté de la ligne médiane : il ont la forme d'un œuf aplati dirigé obliquement.

L'épididyme est un organe allongé couché sur le bord droit du testicule et intermédiaire à cette glande et au canal déférent qui est destiné à conduire le sperme de l'organe producteur dans son récipient la vésicule séminale. Il est constitué par un canal replié sur lui même à l'infini, d'une longueur de six mètres environ, dans lequel les conduits séminifères déversent le sperme qui vient des testicules.

Au début de la vie fœtale le testicule et l'épididyme indépendants l'un de l'autre sont situés dans l'abdomen au voisinage du rein; ce n'est que vers la fin du troisième mois que le testicule commence à descendre ; vers le septième mois il s'engage dans le canal inguinal, et enfin dans le neuvième mois il pénètre dans les bourses où on le trouve généralement au moment de la naissance.

Mais il arrive souvent qu'un des deux testicules ne descend pas dans les bourses et reste par conséquent dans l'abdomen ou dans le canal inguinal : cette anomalie constitue la *monorchidie.* Si les deux organes n'accomplissent pas leur descente, cette disposition a reçu le nom de *cryptorchidie*;quelquefois au lieu de suivre la voie naturelle le testicule prend une fausse direction et vient se loger au pli de l'aine, au périnée etc., c'est ce qu'on appelle *l'ectopie.*

Si (ce qui est excessivement rare), on constate l'absence d'un ou des deux testicules on dit qu'il y a *anorchidie.*

Les enveloppes des testicules sont au nombre de cinq qui sont en allant de dehors en dedans ; le *scrotum* (sac) dépendance de la peau et une couche musculaire appelée *dartos* qui sont communes aux deux glandes. Les enveloppes profondes propres à chaque organe sont le *crémaster,* la *tunique érythroïde* et la *tunique vaginale.*

Toute cause mettant en jeu les muscles abdominaux telles que la toux, les cris, le vomissement, le coït, fait contracter *le crémaster.* Le *dartos* ne se contracte que sous l'influence du froid, de la douleur ou de la jouissance vénérienne.

Structure du testicule. — Les deux testicules ne présentent ni le même volume ni le même poids : généralement le testicule gauche est plus volumineux et plus lourd que le droit.

L'état des organes génitaux externes est généralement en rapport avec le volume des testicules; il n'est pas rare néanmoins de trouver une verge volumineuse avec des testicules très petits et réciproquement.

Leur consistance varie avec le degré de tension de la membrane qui les enveloppe, elle est proportionnée au degré de plénitude des conduits séminifères. L'homme continent a par conséquent les testicules

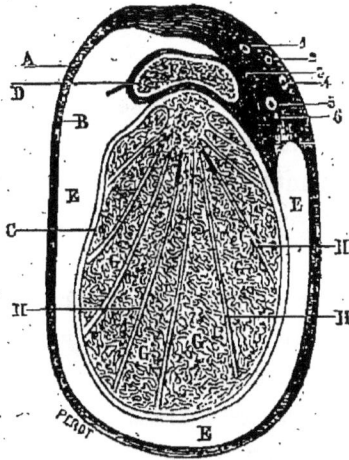

FIG. 2.

Coupe transversale du testicule droit.

A. Tunique fibreuse.
B. C. Tunique vaginale.
D. Epididyme.
G. Lobules du testicule.
H. H. H. Cloisonnements des lobules.
1. 2. 3. 4. 6. Vaisseaux du testicule.
5. Canal déférent.

plus volumineux et plus durs que celui qui abuse des plaisirs de l'amour.

1.

Le tissu propre du testicule est constitué par une pulpe jaunâtre, filamenteuse, molle, divisée en 200 à 250 petites loges qui se composent de canalicules très flexueux, enroulés et pelotonnés sur eux-mêmes et qui sont les organes de sécrétion du sperme, d'où leur nom de *conduits séminifères*.

Le nombre de ces conduits est d'environ un millier, et si on les ajoute les uns au bout des autres, on voit qu'ils ont une longueur d'au moins un kilomètre. Flexueux, contournés et enroulés sur eux-mêmes, ils s'anastomosent avec les canalicules voisins, puis deviennent rectilignes pour constituer au nombre de 10 à 15 les canaux efférents qui se rendent successivement dans un canal unique, le *canal de l'épididym*s long d'environ six mètres qui, après s'être replié plusieurs fois sur lui-même, se continue avec le canal déférent.

Chez l'adulte les *canaux séminifères* renferment des cellules arrondies, transparentes en nombre considérable, dans l'intérieur desquelles on observe plusieurs noyaux. Ce sont ces noyaux qui en s'allongeant déterminent la formation des *spermatozoïdes* ou *animalcules spermatiques*.

DU SPERME.

Le sperme en lui-même est un liquide visqueux, filant comme du blanc d'œuf et qui par dessiccation perd 90 0/0 de son poids d'eau. Le résidu est une matière organique jaunâtre qui, brûlée sur des charbons, répand une odeur de corne brûlée et laisse un résidu alin peu abondant. Cette matière organique est, selon

toutes probabilités, constituée par les *spermatozoïdes*
qui à eux seuls forment les neuf dixièmes au moins
du sperme sécrété par les testicules. Quand le
sperme se dessèche il s'y forme une foule de cris-
taux de phosphate de magnésie et de chaux; les *spermatozoïdes* emprisonnés entre eux ne s'altèrent pas,
ce qui fait qu'ils sont encore reconnaissables au bout
d'un temps très long dans les taches spermatiques.
Ce fait a une très grande importance au point de vue
de la médecine légale.

Le sperme tel que nous le connaissons n'est pas
produit uniquement par les testicules : c'est en effet
un liquide complexe dont les parties constituantes
proviennent à la fois des testicules, des vésicules
séminales, de la prostate, des glandes de Cooper et des
glandes de l'urèthre ou glandes de Littre.

Les testicules sont simplement chargés d'élaborer
les *spermatozoïdes*, auxquels le sperme doit ses
vertus prolifiques; quant aux liquides sécrétés par les
diverses glandes que nous venons d'énumérer, ils
servent tout simplement de véhicule à ces éléments
anatomiques pour faciliter leur émission hors des
voies génitales de l'homme et leur progression dans
les organes de la femme.

Il se forme souvent dans le sperme qui séjourne
depuis longtemps dans les vésicules séminales de petites concrétions particulières, formées de matière
organique (*sympexions*); les spermatozoïdes emprisonnés dans leur intérieur comme des poissons dans
la glace restent immobiles. Lorsque les sympexions
existent en très grande quantité ils peuvent déterminer l'oblitération des canaux éjaculateurs.

Il n'est pas très rare d'observer, chez les hommes très continents, des éjaculations légèrement ensanglantées ou l'issue de *sympexions* bruns ou rosés; ce phénomène qui tient à de petites hémorrhagies des vésicules séminales, se produisant sous l'influence du séjour prolongé du sperme dans les vésicules seminales, n'offre en général aucune gravité.

DES SPERMATOZOIDES.

(*Zoospermes, animalcules spermatiques.*)

Les *spermatozoïdes* sont des éléments anatomiques qui se forment dans les testicules et qui sont doués de mouvements ondulatoires très vifs; ils ont une longueur de $0^{mm},05$ et se composent d'un renflement piriforme appelé *tête* et d'un appendice filiforme qui se termine en pointe très effilée à peine visible appelée *queue.* « Les mouvements des spermatozoïdes font parfois défaut dans le sperme pur qui est trop concentré; le plus souvent ils ne se montrent que dans le sperme éjaculé et dans le sperme des vésicules séminales, ou dans le sperme pur étendu d'eau. » (Kölliker.)

Ils progressent rapidement dans le sperme où ils parcourent environ un centimètre en 4 minutes, grâce aux ondulations de leur queue. Leurs mouvements persistent pendant 18 à 24 heures après la mort, et on a pu constater qu'ils remuaient encore pendant 7 à 8 jours dans les organes génitaux de la femme. Lorsque le sperme est abandonné au contact de l'air

la durée des mouvements des spermatozoïdes n'est
que de quelques heures. Si l'on maintient ce liquide
à la température du corps, leurs mouvements persistent plus longtemps que lorsqu'on laisse le sperme
se refroidir.

Le sang n'exerce aucune action nocive sur les
spermatozoïdes; l'urine normale, c'est-à-dire acide,
les tue promptement. Quelle que soit l'origine du pus
ils ne semblent pas vivre moins longtemps dans ce
milieu que dans le sperme lui-même.

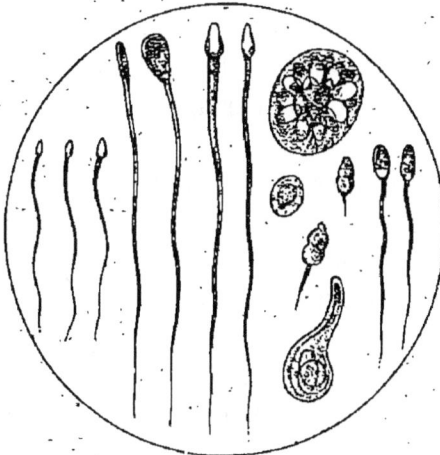

FIG. 3.

Spermatozoïdes de l'homme et du taureau, vus au microscope,
à un très fort grossissement. — Ceux qui ont la tête aplatie
sont ceux du taureau.

Quand on étend le sperme d'une certaine quantité
d'eau et lorsque le mucus vaginal et utérin est ou
trop acide ou trop alcalin, sous l'influence du froid,
d'une décharge électrique, d'une température élevée,
lorsqu'on les met en contact avec des alcalis, des

acides même faibles, de l'opium, de la strychnine, de
la bile, les spermatozoïdes perdent leurs mouvements.

C'est à la présence des spermatozoïdes dans le
sperme que ce liquide doit ses vertus prolifiques ;
lorsque l'examen de la liqueur séminale ne permet
pas d'y constater leur présence, ou lorsqu'ils sont
privés de mouvements, on peut affirmer que le sperme
en question est dépourvu de toute faculté fécondante.
Quant au rôle du spermatozoïde dans la fécondation
tout est conjecture sur ce point ; et si l'on a pu observer parfois au microscope l'entrée des spermatozoïdes dans l'intérieur de l'ovule, on ne sait rien
de plus, car au bout d'un certain temps ils se disso-
cient.

Les spermatozoïdes apparaissent dans le sperme
au moment de la puberté, par conséquent plus tôt
chez les uns et plus tard chez les autres; beaucoup
de vieillards conservent dans un âge très avancé cet
élément indispensable de la reproduction.

Les spermatozoïdes sont-ils des animaux (ho-
munculi) ou bien ne sont-ils tout simplement que des
cils vibratiles? Toutes les théories qui ont été émises
à ce sujet n'ont pas de fondement scientifique bien
solide. Toutefois, deux faits nous semblent plai-
der en faveur de leur animalité d'une façon assez
péremptoire. Si l'on dépose, en effet, du sperme
sur une lame de verre que l'on expose inégalement
à la chaleur de manière à n'en faire évaporer qu'une
partie, il arrive naturellement qu'une portion du
sperme soumis à l'observation se trouve desséchée,
tandis que l'autre reste encore fluide. Sous le

champ du microscope on constate alors que plus on
se rapproche de la zone intermédiaire, plus les mouvements des spermatozoïdes perdent de leur vivacité.
Il en est qui se trouvant dans la portion restée
encore fluide, mais très concentrée, qui avoisine la
région entièrement desséchée, ont soit la tête, soit
la queue embarrassée de telle façon qu'ils ne peuvent se dégager. Or, tandis que les premiers font
des mouvements désordonnés de tout point semblables à ceux d'une anguille ou d'un serpent dont on
tient la tête dans la main, les seconds, au contraire,
se replient sur eux-mêmes pour se lancer en avant
en se détendant à la façon d'un ressort, comme le
font ces mêmes animaux pour dégager leur queue.
M. G. Pouchet a fait de plus une remarque d'un très
grand intérêt. Tandis que tous les autres éléments
anatomiques ramenés à leur forme normale sont des
solides de révolution, les spermatozoïdes de l'homme
et de tous les mammifères offrent une symétrie bila-
térale des plus accusées.

En examinant au microscope le fluide séminal de
diverses personnes, on trouve les spermatozoïdes à
divers degrés de développement : dans les testicules
ils sont le plus ordinairement réunis en faisceaux,
et ce n'est guère qu'au niveau de l'épididyme qu'on
les trouve complètement libres. Il est très important de noter que, dans le sperme d'un grand nombre
d'individus, il existe des spermatozoïdes beaucoup
plus petits parfaitement formés, doués de mouvements plus vifs même et plus rapides, et d'une vitalité plus grande que ceux qui affectent de plus grandes
dimensions. On peut encore y rencontrer du pus

chez les sujets qui ont eu des blennorrhagies avec ou
sans épididymites, ce qui est plus rare.

Les pertes séminales fréquentes ont pour effet de
diminuer et même de faire disparaître les zoospermes; l'explication de ce fait est facile à saisir, car
l'on sait qu'il faut à toute glande un temps donné
pour élaborer les matériaux pour la formation desquels elle est constituée. Si par conséquent les
soustractions du liquide organique sont trop répétées, le testicule n'a pas le temps nécessaire pour
sécréter d'une façon complète les spermatozoïdes;
aussi le sperme des hommes continents renferme-
t-il une bien plus grande quantité de spermatozoïdes
que celui des hommes qui abusent du coït.

DES PERTES SÉMINALES.

(Spermatorrhée.)

On donne le nom de *spermatorrhée* à des évacua-
tions séminales involontaires se produisant au lit, à
la moindre érection, en allant à la selle, en montant
à cheval, en faisant un effort quelconque, en marchant même, etc.

Chez certains sujets dans un parfait état de santé,
ces pertes ont lieu la nuit, ou bien même lors de la
défécation et en urinant, lorsqu'ils restent un temps
plus ou moins long sans pratiquer le coït : elles ne
sont dans ce cas que le résultat d'une trop grande
continence, et ne tenant qu'à une trop grande réplétion des vésicules séminales, elles n'entraînent au-

cune conséquence fâcheuse. L'examen microsco-
pique permet, du reste, de les distinguer des pertes
séminales morbides, car on y trouve en quantité des
filaments de mucus uréthral englobant les spermatozoïdes qui y sont emprisonnés au fur et à mesure de
leur sortie des vésicules séminales ; il en est de
même pour le sperme qui vient avec les dernières
gouttes d'urine.

Mais, lorsque les pertes de sperme se répètent trop
fréquemment et que les malades n'en sont avertis par
aucune sensation, elles constituent alors une affection sérieuse, qui ne tarde pas à jeter ceux qui en
sont affectés dans le marasme, et à déterminer des
accidents très graves de diverses natures.

Il y a donc une très grande importance pour le
médecin à bien distinguer s'il a affaire à des pertes
séminales pour ainsi dire normales, ou bien s'il doit
instituer un traitement sérieux contre une véritable
spermatorrhée.

Nous avons dit plus haut que lorsque le mucus vaginal et utérin était ou trop acide ou trop alcalin il
tuait rapidement les spermatozoïdes, et que par conséquent il devait être une cause fréquente et souvent
méconnue de stérilité. On voit donc la nécessité
qu'il peut y avoir, lorsqu'on recherche la cause de la
stérilité chez une femme, si le sperme du mari renferme des spermatozoïdes vigoureux, à examiner
les caractères physiques et chimiques du mucus vaginal et utérin, afin de voir si ce mucus ne possède
pas une action funeste sur la vitalité des spermatozoïdes.

On arrive facilement à cette constatation aussi

délicate qu'elle est nécessaire, en recueillant dans l'espace d'une heure après le coït, quelques gouttes du liquide contenu dans le vagin, qu'on aspire au moyen d'une petite seringue disposée *ad hoc*. Les analyses chimiques et microscopiques combinées révéleront alors à la fois l'influence funeste ou non de ce liquide sur l'élément fécondant du sperme, et il ne reste plus, dans le cas où c'est à sa trop grande acidité ou à son alcalinité trop prononcée, qu'on doit attribuer la stérilité, qu'à instituer le traitement nécessaire qui, le plus souvent, est d'une grande simplicité. — Dans les circonstances asssez nombreuses où il nous a été permis de procéder à un examen de cette nature, nous avons eu la satisfaction de rendre fécondes des unions dans lesquelles la stérilité ne tenait pas à d'autres causes.

APPAREIL EXCRÉTEUR DU SPERME.

L'appareil excréteur du sperme se compose du *canal déférent*, des *vésicules séminales* et des *conduits éjaculateurs*.

1° Le *canal déférent*, long de 40 à 50 centimètres, fait suite au canal de l'épididyme : pelotonné d'abord sur lui-même, il monte ensuite le long de l'épididyme, franchit le canal inguinal, et pénètre dans la cavité abdominale. Placé d'abord sur les côtés de la vessie, il gagne la partie postérieure du réservoir urinaire, s'accole au canal déférent du côté opposé, et, au niveau de la base de la prostate, s'unit au canal excréteur de la vésicule séminale pour former

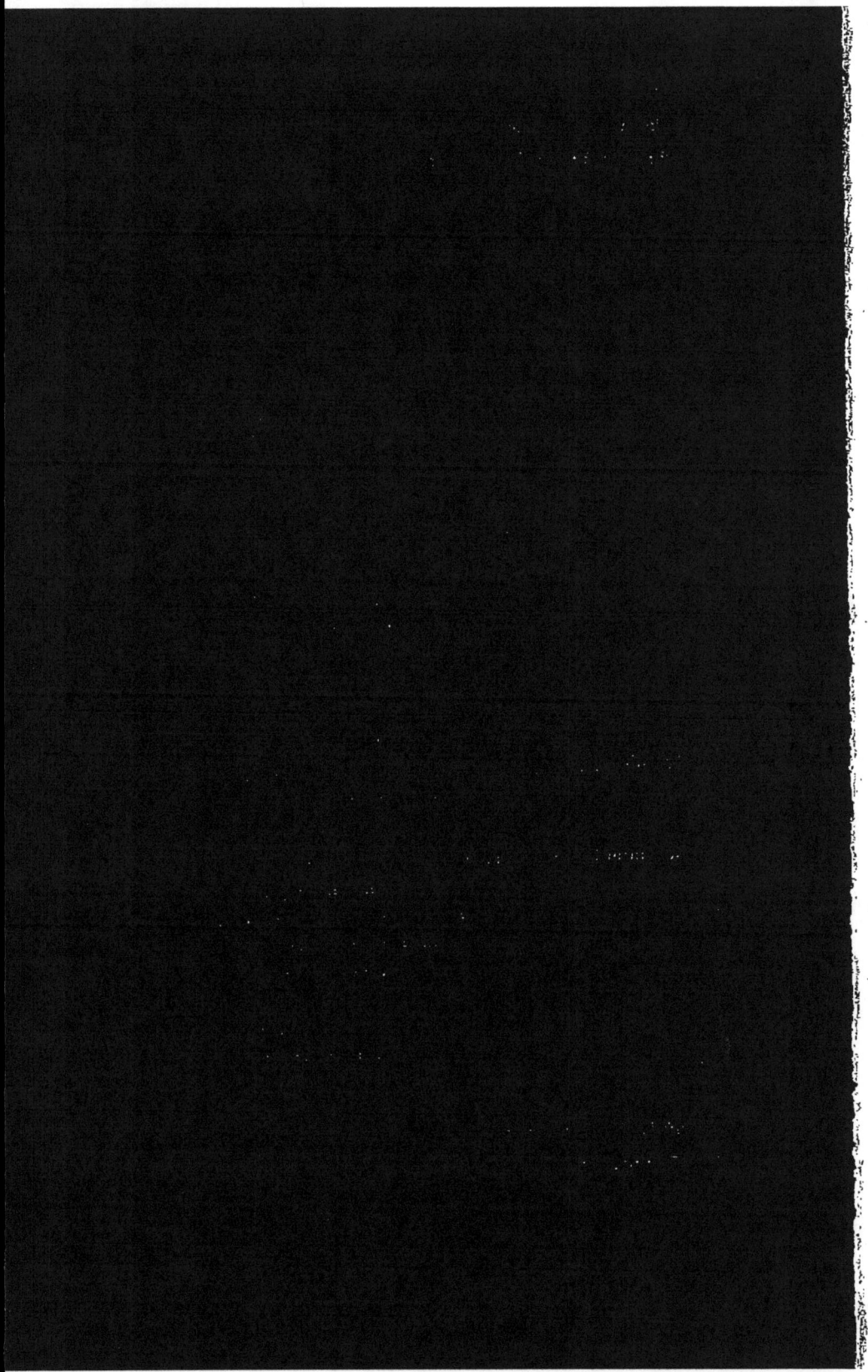

et enfin, par les fibres musculaires qui entourent les vaisseaux et vont jusqu'au testicule.

2° Les *vésicules séminales* sont deux poches membraneuses aplaties, ovoïdes, mamelonnées, destinées à servir de réservoir au sperme. Elles sont situées en arrière de la vessie, en avant du rectum et en arrière de la prostate. Elles sont formées par un canal flexueux de 0ᵐ,12 de longueur enroulé sur lui-même et qui n'est à vrai dire qu'une prolongation du canal déférent. Non seulement les vésicules séminales servent de réservoir au sperme, mais elles sécrètent en outre un liquide particulier, albumineux et filant qui rend le sperme plus fluide et dans lequel on observe des corpuscules transparents qui donnent au sperme éjaculé son aspect grumeleux.

3° Les canaux éjaculateurs (*conduits excréteurs des vésicules séminales*). De l'extrémité antérieure de la vésicule séminale naît un conduit très fin qui, se réunissant avec le canal déférent, forme le *canal éjaculateur* ; d'une longueur de 0ᵐ,02 environ, après avoir traversé la prostate, il s'accole avec le canal éjaculateur du côté opposé, sans toutefois communiquer avec lui, et va s'ouvrir dans la région profonde du canal de l'urèthre.

APPAREIL DE COPULATION.

PÉNIS.

La *verge* ou *pénis* organe de copulation de l'homme est destiné à porter le sperme dans les organes génitaux de la femme. Cet organe sous le rapport de la consistance, de la forme et de la direction présente deux façons d'être.

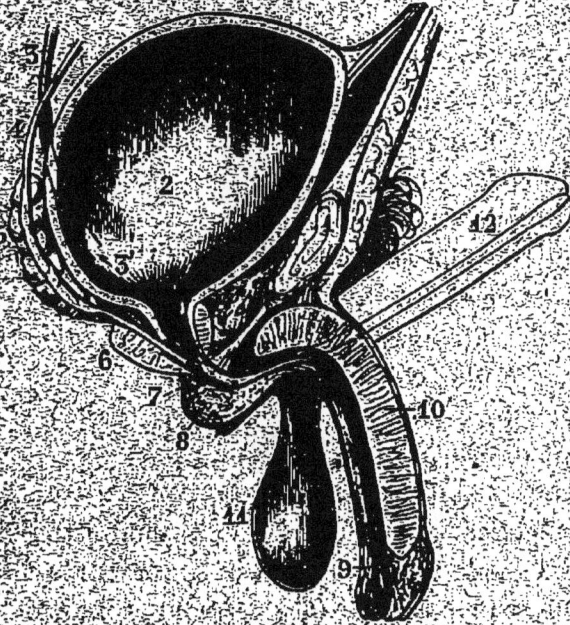

Fig. 5.

Coupe de l'appareil génito-urinaire.

1. Symphyse du pubis.
2. Vessie.
3. Uretère.
3'. Orifice de l'uretère dans la vessie.
4. Canal déférent.
5. Vésicule séminale.
6. Prostate.
7. Glandes de Cooper.
8. Bulbe de l'urèthre.
9. Urèthre.
10. Corps caverneux.
11. Testicule.
12. La verge en érection.

Le pénis est mou, flasque et pendant le long des bourses lors de l'absence de toute excitation sexuelle; dans cet état sa forme est celle d'un *cylindre* un peu aplati.

Dans l'érection au contraire la verge se relève du côté de l'abdomen, devient dure, plus volumineuse; sa forme change aussi et représente alors un *prisme triangulaire* à bords mousses.

Les rapports de volume qui existent entre l'organe copulateur à l'état de repos ou en érection ne dépendent nullement du volume de la verge lors de l'absence de toute excitation sexuelle. Tel pénis en effet de très petites dimensions lorsqu'il est pendant peut acquérir lors de l'érection des dimensions énormes. Il n'est pas rare au contraire de voir un membre viril très volumineux ne prendre par l'érection qu'un volume de très peu supérieur à celui qu'il possède à l'état normal.

Il est difficile d'attribuer à la verge une longueur moyenne à cause des différences individuelles considérables; néanmoins on peut fixer un terme moyen de longueur de $0^m,10$ à l'état de repos et de $0^m,16$ lorsqu'elle est en érection.

On doit distinguer deux parties différentes au pénis: une partie antérieure libre, verticale constituant la verge proprement dite et une partie profonde, située dans l'épaisseur du périnée et se continuant avec la vessie.

La partie libre est terminée par un renflement appelé *gland*, percé à son sommet d'une fente verticale ou *méat urinaire*.

La base du gland renflée pour former la *couronne*

est étranglée circulairement : c'est dans cette gouttière que vient s'attacher le repli cutané appelé *prépuce*. La face supérieure ou *dos* de la verge est sil-
lonnée par des veines ; la face inférieure est remar-
marquable par la saillie qu'y forme le canal de
l'urèthre.

L'extrémité postérieure ou *racine* de la verge pénètre dans l'épaisseur du périnée où elle se divise en
trois branches, deux supérieures et latérales qui se
fixent aux os du bassin (ischions et pubis), et une médiane et inférieure renfermant l'urèthre et se rendant
à la vessie et aux conduits éjaculateurs.

Structure du pénis. — L'organe copulateur est
constitué par : 1° le canal de l'urèthre ; 2° les corps
caverneux qui, lorsqu'ils sont gonflés de sang, lui
donnent la rigidité nécessaire à ses fonctions ; 3° par
des muscles, des artères, des veines et des nerfs ;
tous ces éléments sont revêtus de quatre enveloppes.

DU PRÉPUCE.

Le prépuce est un repli cutané formé par la peau
de la verge au niveau du gland.

Voici de quelle façon le prépuce est formé par la
peau. Arrivée au niveau du gland au delà de sa couronne, tantôt à son extrémité la plus antérieure,
tantôt vers un point plus rapproché de sa base (condition qui fait que selon les individus le prépuce est
plus ou moins long), la peau de la verge se replie
sur elle-même, change de caractère et se transforme

en membrane muqueuse. Alors, sans contracter d'adhérences avec la surface du gland, elle se porte d'avant en arrière en s'adossant à l'enveloppe cutanée et parvenue à la base du gland, elle se réfléchit une seconde fois sur elle-même pour se continuer avec la muqueuse de l'extrémité antérieure du pénis.

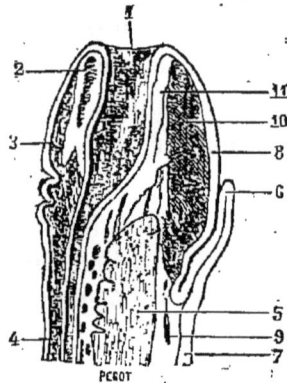

FIG. 6.

Coupe médiane du gland.

1. Méat urinaire.
3. Frein du prépuce.
2. 4. Corps spongieux.
5. Corps caverneux.
6. Prépuce.
7. Peau.
8. Muqueuse du gland.
10. Corps spongieux du gland.

Le *frein* du prépuce ou *filet* est un petit repli triangulaire de la muqueuse, dont la base regarde la racine de la verge, tandisque son sommet s'insère à 7 ou 8 millimètres du méat urinaire.

Il arrive souvent que le frein est trop court pour

permettre au prépuce de découvrir complètement le gland lors du coït sans amener de déchirures; on est alors forcé de pratiquer sa section, petite opération des plus simples du reste et n'offrant aucune gravité.

La surface muqueuse du prépuce renferme quelques petites glandes qui sécrètent une matière caséeuse, odorante destinée à lubrifier le gland et la face interne du prépuce; c'est à l'accumulation de ce produit de sécrétion que l'on donne le nom de *smegma préputial*.

CORPS CAVERNEUX.

Les *corps caverneux* sont deux organes érectiles qui constituent pour ainsi dire le squelette du membre viril.

Complètement indépendants du gland, leur racine qui naît des os du bassin, auxquels elle adhère fortement augmente peu à peu de volume et se porte en avant, en haut et en dedans jusques au devant de la symphyse. A ce niveau ils se juxtaposent et s'unissent, séparés par une cloison médiane incomplète, dans toute leur étendue; les orifices dont cette cloison est percée les laissent communiquer largement entre eux. La longueur moyenne des corps caverneux est de 14 à 15 centimètres, à l'état ordinaire et dans l'état d'érection de 20 à 21 centimètres. Le canal de l'urèthre occupe une large gouttière dont est creusée la face inférieure du cylindre que forme la réunion des deux corps caverneux.

Structure des corps caverneux. — Les corps ca-

2

verneux sont séparés et enveloppés par une membrane fibreuse très résistante, très extensible et très élastique. Cette triple qualité est nécessaire pour

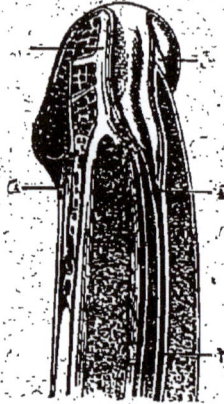

FIG. 7.

Coupe médiane verticale du pénis.

que l'érection et le relâchement qui la suit puissent exister.

Les artères et les veines des corps caverneux, au lieu de se réunir par un réseau capillaire intermédiaire, communiquent entre elles par un système de cavités irrégulières, constituées par une réunion et un entrecroisement de fibres innombrables dont l'ensemble ne saurait être mieux comparé qu'au tissu d'une éponge.

DU CANAL DE L'URÈTHRE.

L'urèthre est un conduit étendu de la vessie au méat urinaire et servant à l'excrétion du sperme et de l'urine.

Il présente à considérer : 1° une portion fixe étendue du col de la vessie à l'angle formé lors de l'état de flaccidité de la verge par le changement de direction du membre viril en avant du pubis; cette portion forme une courbure à concavité antérieure et supérieure; 2° une partie mobile, tombante lorsque le pénis est à l'état de repos et redressée lorsqu'il est en érection. Le canal de l'urèthre presque immédiatement après sa naissance de la partie inférieure de la vessie, traverse la *glande prostate*, puis il perfore la cloison qui ferme l'ouverture inférieure du bassin. Il s'engage ensuite dans une gaine de tissu érectile qui a reçu le nom de *corps spongieux* et qui l'enveloppe jusqu'à l'extrémité des corps caverneux ou ce même corps spongieux se renfle pour constituer le *gland*.

On peut évaluer la longueur moyenne du canal de l'urèthre à 16 centimètres et demi; il n'est pas rare pourtant d'observer des urèthres de 18, 19 et même 20 centimètres, ce qui ne tient nullement à la longueur du pénis, car le membre viril d'un sujet peut être fort long sans que pour cela le conduit des urines et du sperme dépasse chez lui les dimensions moyennes. Ce serait à tort qu'on s'imaginerait que le canal de l'urèthre reste béant dans l'état normal; en effet, il ne se distend que lorsqu'il est sur le point d'être traversé par le sperme ou lorsque l'urine s'écoule. Dans un urèthre normal, hors de la miction et de l'érection, les parois du canal sont adossées l'une à l'autre et la lumière de ce conduit est complètement effacée. L'urèthre n'offre pas une cavité uniforme; il est rétréci naturellement en quatre points et dilaté

en trois. En procédant d'arrière en avant, c'est-
à-dire du col de la vessie au méat urinaire, l'urèthre

FIG. 8.

Urèthre fendu sur la ligne
  médiane de la paroi in-
  férieure.

1. 1. 1. 2. 2. 2. Lacunes de
  Morgagni.
3. Valvule de Guérin.
5. Petites lacunes.
6. 6. Plis et rides de la
  membrane muqueuse.
7. Portion prostatique.
8. 8. Orifices des glandes
  de Littre.
9. Valvules.
10. Glandes muqueuses de
  la région prostatique.

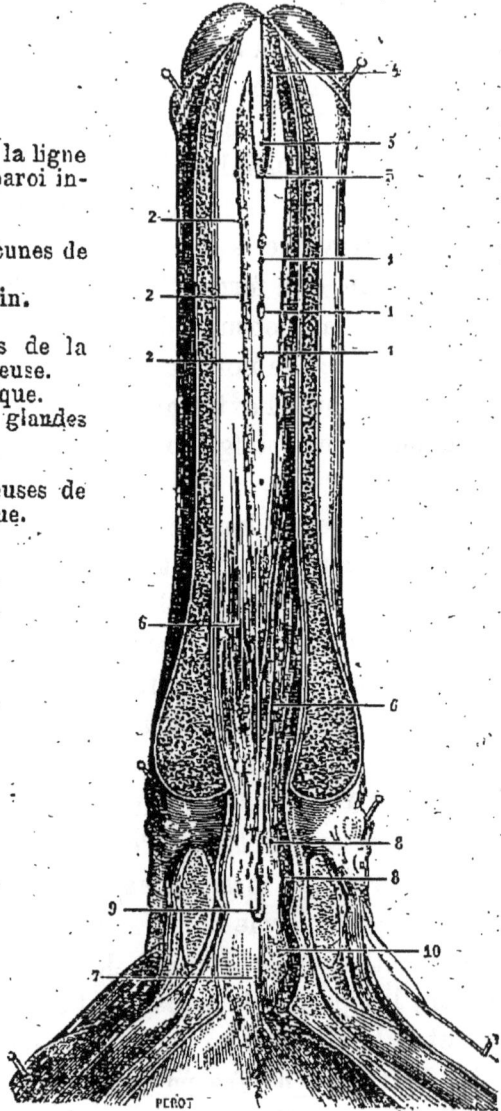

peut être divisé en trois régions qui sont désignées

sous le nom de : région prostatique, — région membraneuse — et région spongieuse.

Région prostatique. — L'urèthre, immédiatement
après sa sortie de la vessie, se creuse pour ainsi dire
dans la prostate un trajet situé très près de sa face
supérieure ; la prostate souvent même ne forme
qu'une simple gouttière pour le recevoir. On observe, sur la paroi inférieure de l'urèthre de cette
région une saillie médiane désignée sous le nom de
verumontanum ou crête uréthrale ; c'est sur les
côtés de son extrémité postérieure que les canaux
éjaculateurs viennent s'ouvrir après avoir traversé
obliquement la prostate.

Région membraneuse. — Cette portion de l'urèthre
forme une courbe à concavité dirigée en avant et en
haut. Sa face inférieure est en rapport avec le
bulbe et les glandes de Cooper et le rectum. Elle est
entourée par des fibres musculaires dont la majeure
partie constitue le muscle de Wilson.

Région spongieuse. — De beaucoup plus longue
que les précédentes, la portion spongieuse de l'urèthre est ainsi nommée à cause de la gaine érectile
qui l'enveloppe et dont la structure est analogue,
quoique plus fine, à celle des corps caverneux. Elle
est logée dans la gouttière des corps caverneux, et
présente deux renflements, l'un postérieur ou *bulbe
de l'urèthre* qui remplit l'espace laissé entre les corps
caverneux ; l'autre antérieur ou *gland.* La portion
spongieuse est dirigée obliquement d'abord de bas
en haut et d'arrière en avant jusqu'au niveau du li-
gament suspenseur de la verge, puis verticalement

2.

en bas ou en haut selon que le membre viril est à
l'état de flaccidité ou d'érection.

Gland. — Ce renflement antérieur du corps spongieux a la forme d'un *cône* coupé très obliquement
aux dépens de sa face inférieure ; il est profondément creusé à sa base pour coiffer la pointe des corps
caverneux qui pénètre même dans son intérieur.

La surface du gland, plissée légèrement lorsque
la verge est flasque, devient lisse et luisante quand
elle est en érection. La muqueuse de cet organe
est continue avec celle de l'urèthre, et l'épidérme
qui la recouvre est plus ou moins épais selon que,
soit par la circoncision, soit grâce au peu de longueur du prépuce, la surface du gland est exposée
au contact de l'air et aux frottements réitérés des
vêtements, ou selon que le gland, habituellement recouvert de son fourreau, est soustrait à l'influence
des agents extérieurs. Epais et sec dans le premier cas, il offre moins d'épaisseur et il est aussi plus
humide dans le second. Aussi, l'aspect du gland
est il bien différent chez les individus circoncis ou
chez ceux qui l'ont habituellement recouvert. La
sensibilité de cet organe est, on le comprend facilement, plus exquise dans un cas que dans l'autre.
L'orifice externe de l'urèthre ou *méat urinaire*, est
situé au sommet du gland, sur un point plus rapproché de la face inférieure que de la face supérieure du
pénis. C'est une fente dirigée verticalement, de 5 à 7 millimètres de hauteur, présentant deux lèvres dispo-
sées latéralement, habituellement rosées dans l'état
de santé, mais dont la rougeur et la tuméfaction indiquent toujours un état inflammatoire d'un point

quelconque de l'appareil urinaire. Lorsque cet orifice est situé au niveau du filet et regarde en bas, il constitue une difformité désignée sous le nom d'*hypospadias*. Lorsqu'au contraire, l'urèthre s'ouvre à la partie supérieure de la verge, on a affaire à un vice de conformation appelé *épispadias*. Cette anomalie est de beaucoup plus rare que la précédente.

Surface interne de l'urèthre. — Le canal de l'urèthre est revêtu dans toute son étendue d'une membrane muqueuse. Cette membrane est fine et transparente, et selon qu'on l'examine à la partie antérieure du canal ou à sa portion profonde, elle est d'un rouge assez vif ou d'une couleur blanchâtre. Elle présente des plis longitudinaux qui s'effacent par la distension; on observe aussi à la paroi supérieure du canal des replis valvulaires assez nombreux dont le plus important est connu sous le nom de valvule de Guérin.

La surface interne de l'urèthre présente une grande quantité d'orifices qui sont dans la région prostatique : l'embouchure des glandules prostatiques et des petites glandes propres de la muqueuse; dans la région membraneuse, l'ouverture des *glandes de Littre*; dans la portion spongieuse les orifices des petites glandes qui sont situées à la portion la plus uperficielle du tissu spongieux.

Muscles de l'urèthre — Les muscles propres de l'urèthre sont au nombre de trois qui sont: le *transverso-uréthral*, le *bulbo-caverneux* et le *muscle rbiculaire* de l'urèthre.

Le muscle orbiculaire recouvre l'urèthre et la prostate jusqu'à la vessie, et il s'attache sur le corps spongieux et sur chacune des moitiés de l'arcade du pubis : c'est dans son épaisseur que sont contenues les *glandes de Cooper*. Les contractions de ce muscle ont pour effet en comprimant l'urèthre, de diminuer le calibre de ce canal et par conséquent de chasser les dernières gouttes d'urine ou de sperme.

Le *bulbo-caverneux* entoure l'urèthre de la même façon que le muscle précédent ; il s'attache à peu de chose près comme l'orbiculaire. L'action du bulbo-caverneux est de chasser le sang du bulbe vers le gland pendant l'érection et d'expulser les dernières gouttes d'urine et de sperme (*accelerator urinæ et seminis*).

Le *transverso-uréthral* s'insère sur la branche ischio-pubienne et sur l'orbiculaire de l'urèthre ; on désigne sous le nom de *muscle de Wilson* des fibres émanés de ce muscle qui forment une anse qui embrasse l'urèthre. Le rôle de *transverso-uréthral* est de resserrer le canal et surtout de fixer la région membraneuse de l'urèthre.

GLANDES ANNEXÉES AU CANAL DE L'URÈTHRE.

Prostate.

La prostate est une glande dans l'épaisseur de laquelle est embrassée, comme nous l'avons vu plus haut, l'origine du canal de l'urèthre au sortir de la vessie. Sa forme l'a fait comparer à une châtaigne ; son aspect bilobé rend en effet cette comparaison assez juste.

Rudimentaire dans le jeune âge, la prostate atteint
vers 25 ans son développement normal complet. Elle
pèse en moyenne 10 grammes et mesure sur trois
dimensions 0^m,15, 0^m,17, 0^m,22. Chez les vieillards
indépendamment de tout état morbide, elle augmente
de volume. Nous l'avons comparée tout à l'heure à
une châtaigne; aussi saisira-t-on sans peine sa divi-
sion en deux lobes ou *lobes latéraux;* la saillie qu'elle
fait sous la muqueuse a reçu le nom de *lobe médian,*
saillie qui n'est réellement apparente que chez les
hommes de plus de 60 ans.

Structure de la prostate. — La substance de la
prostate est d'un gris jaunâtre, quelquefois rou-
geâtre, qui contient une si grande quantité de fibres
musculaires que la substance glandulaire proprement
dite peut être évaluée au tiers seulement de l'organe.
L'élément glandulaire est constitué par une qua-
rantaine de petites glandes qui s'ouvrent toutes dans
l'urèthre sur les côtés du *verumontanum* et sécrètent
un liquide transparent et visqueux. On trouve fréquemment dans les vésicules glandulaires et dans
les conduits excréteurs prostatiques des concrétions
connues sous le nom de *calculs prostatiques.*

Glandes de Cooper ou de Méry.

Ce sont deux petites glandes d'un volume variable, depuis celui d'un pois jusqu'à celui d'une noi-
sette, situées de chaque côté de la ligne médiane, à
la base du bulbe, dans l'épaisseur des fibres musculaires de cette région.

Elles sont comme la prostate entourées par des fibres musculaires très abondantes. Leurs conduits excréteurs, longs de 0ᵐ,03, viennent s'ouvrir, après avoir traversé le bulbe sur la ligne médiane de la paroi inférieure de l'urèthre, l'un au-devant de l'autre.

Ces glandes sécrètent en assez grande quantité du mucus destiné à lubrifier les parois de la muqueuse uréthrale et à faciliter le glissement du sperme.

Du mécanisme de l'érection.

L'érection du pénis est le résultat de la distension des aréoles des corps caverneux et du corps spongieux par le sang qui, au lieu de traverser ces tissus sans les distendre, s'y accumule en assez grande quantité à certains moments pour donner au membre viril la rigidité qui lui est nécessaire pour accomplir les fonctions qui lui sont dévolues dans le rapprochement sexuel.

Mais par quel mécanisme le sang qui d'habitude ne fait que circuler au travers des aréoles des tissus érectiles de la verge, pour rentrer ensuite dans le torrent de la circulation, est-il retenu dans le pénis? C'est ce que nous allons expliquer.

Plusieurs causes concourent à produire le phénomène de l'érection; ce sont :

1º La dilatation des artères et par suite celle des mailles du tissu caverneux et spongieux;

2º La fermeture des voies veineuses de retour ;

3º La contraction des muscles bulbo-caverneux,

ischio-caverneux, sphincter et transverse du périnée. C'est en se réunissant que ces trois ordres de causes déterminent non seulement l'afflux sanguin dans les cavités du tissu érectile, mais encore qu'elles empêchent le retour du sang dans le torrent de la circulation.

Sous l'influence de la vue d'un objet propre à éveiller les désirs vénériens, d'un rêve lascif, d'un souvenir voluptueux, d'un contact de même nature, etc. (1), il se produit une paralysie momentanée des fibres musculaires des | parois artérielles et des mailles de tissu caverneux et spongieux qui détermine la dilatation de ces cavités. Ce fait est semblable à la rougeur que l'on observe sur les joues, par suite d'une émotion vive (colère, peur, impression morale quelconque).

Le sang versé brusquement dans ces parties y est arrêté par le rétrécissement des veines qui sont chargées dans l'état ordinaire de le reverser dans la circulation générale ; ce rétrécissement paraît dû à la compression que les mailles du tissu caverneux situées à la périphérie qui sont gorgées de sang exercent sur les veines qui les traversent.

Quant à la contraction des muscles, elle complète la réplétion des cavités des corps caverneux, et voici de quelle façon :

Le *bulbo-caverneux*, en pressant de bas en haut la verge qu'il applique contre la symphyse du pubis,

_____

(1) L'érection peut être déterminée aussi par d'autres causes, tel que le décubitus dorsal, la réplétion de la vessie par l'urine, la présence d'un calcul dans le réservoir des urines, etc.

comprime les veines dorsales de cet organe L'*ischio-caverneux*, en agissant sur la portion des corps caverneux avec laquelle il est en rapport, chasse le sang vers le gland, *Le sphincter* et *le transverse du périnée* ne concourent qu'indirectement à amener l'érection, par ce fait seul qu'ils donnent plus de fixité aux attaches postérieures du bulbo-caverneux.

Ce sont les corps caverneux qui les premiers deviennent rigides ; le gland est au contraire la dernière portion du pénis qui entre en érection, et comme le dit très bien Bœckel : « on comprend facilement la raison de cette différence dans le mécanisme de l'érection, car si la tension était complète et permanente dans le gland dès le début de l'érection, elle ne tarderait pas à provoquer une éjaculation prématurée. »

L'érection complète du corps spongieux de l'urèthre a aussi pour effet de rendre béant le canal et par conséquent de produire un vide qui aspire en quelque sorte le sperme lorsqu'il est déversé dans la portion membraneuse, phénomène qui facilite l'émission du fluide prolifique.

Deux états morbides particuliers sont caractérisés par l'état d'érection du pénis survenant en dehors des conditions physiologiques. Lorsque l'érection est très forte, et qu'elle se prolonge de beaucoup au delà des limites ordinaires, qu'elle n'est pas accompagnée du vif sentiment de désir vénérien qu'elle a coutume de produire, et que malgré des tentatives réitérées de coït l'éjaculation ne peut avoir lieu, on dit qu'il y a *priapisme*. Le plus souvent cet état est tenu sous la dépendance d'une lésion du cerveau ou de la moelle épinière.

On désigne sous le nom de *satyriasis* un état maladif particulier, caractérisé par une érection qui persistant pendant un temps plus considérable que de raison, est, au contraire du cas précédent, accompagnée d'une sensualité furieuse et de violents désirs de coït, que des éjaculations répétées sont impuissantes à faire cesser. Les convenances sociales, les sentiments de la pudeur la plus élémentaire, la crainte des châtiments, les sentiments les plus sincèrement religieux sont eux-mêmes impuissants à empêcher l'infortuné atteint de cette hideuse maladie de se livrer aux manœuvres les plus dégoûtantes du cynisme le plus éhonté. Le malheureux affecté de satyriasis ne cherche ni la beauté, ni les raffinements ordinaires de la luxure, il n'a qu'un but, c'est de satisfaire sa bestialité. Le plus souvent la mort ou la folie sont le triste épilogue de ces terribles crises.

De l'Acte copulateur ou coït chez l'homme.

Le coït est un acte physiologique qui, comme on sait, a pour but de mettre en contact les deux éléments essentiels de la reproduction de l'espèce, la liqueur fécondante de l'homme et l'ovule de la femme.

Pour que l'acte copulateur chez l'homme soit complet, il faut qu'il remplisse certaines conditions qui sont : 1° l'érection du membre viril; 2° son intro-

3

mission dans les organes génitaux de la femme, et
3° enfin, l'éjaculation du sperme accompagnée d'une
sensation voluptueuse spéciale. Il suffit qu'une
seule de ces conditions manque pour qu'il y ait impuissance; or, comme le dit fort bien Roubaud,
« elles sont si parfaitement distinctes entre elles,
malgré leur union intime, par leur ordre de succes-
sion et par leurs manifestations, que l'absence de
l'une n'entraîne pas fatalement la suspension des
autres. » On sait, en effet, que, dans certaines circonstances, quoique l'érection soit portée à ses dernières limites, et que l'introduction du pénis dans les
organes de la femme se fasse dans les conditions
les plus favorables, il est impossible d'obtenir l'éjaculation du sperme ; parfois, au contraire, l'émission
du fluide prolifique a lieu sans qu'il se soit produit
d'érection et par conséquent sans que l'intromission
du membre viril ait pu se faire.

Or donc la verge étant préalablement érigée, son introduction dans les organes génitaux de la femme se fait
avec plus ou moins de facilité, selon que les surfaces
muqueuses de la vulve et du vagin sont plus ou moins
lubrifiées par les mucosités de la région et surtout
par le liquide visqueux et filant produit de la sécrétion des glandes vulvo-vaginales. L'excrétion du
fluide produit de ces glandes accompagne l'érection
des tissus érectiles du vagin, et quelquefois même si
l'excitation génésique est très grande, son émission
a lieu sous forme de jet, constituant ainsi une
véritable éjaculation. Si la femme désire ardem-
ment le coït, la lubrifaction de ses organes est telle
que l'intromission du pénis se fait sans le moindre

effort; mais par cela seul que l'érection chez elle est de beaucoup plus lente à se produire que chez l'homme, chez qui elle est pour ainsi dire instantanée, il en résulte que si le contact des deux sexes ne date que de quelques instants, l'introduction du pénis ne se fait pas avec la même aisance que si l'homme avait attendu, avant d'introduire l'organe copulateur, que sa compagne fût parvenue au même degré d'excitation génésique que lui.

On voit donc que dès les premières approches la nature semble indiquer à l'homme l'importance qu'il y a, au point de vue de la procréation de l'espèce, à ce que les divers temps de l'acte de la reproduction soient pour ainsi dire simultanés dans les deux sexes, et que le conseil donné par Ambroise Paré « au cultiveur qui n'entrera dans le champ de Nature humaine à l'estourdy, sans que premièrement n'aye fait ses approches, » a certainement dans sa forme naïve une plus grande valeur que celle qu'on est tenté de lui attribuer généralement. En effet, malgré les difficultés dont sont entourées les vérifications de cette nature, et malgré l'opinion contraire de certains auteurs, il est un fait bien certain pour nous, c'est que les rapprochements sexuels les plus féconds sont ceux dans lesquels la conclusion de l'acte est simultané chez l'homme et chez la femme, c'est-à-dire lorsque l'éjaculation spermatique coïncide avec le summum du plaisir éprouvé par la femme dans le coït.

Une fois le pénis introduit dans le vagin qui, gonflé sous l'influence de l'éréthisme vénérien l'embrasse étroitement, la sensibilité du gland, déjà très deve-

loppée par suite de l'érection, ne tarde pas à s'exalter
par les frottements réitérés de sa surface contre les
parois lubrifiées et gonflées du vagin et de la vulve ;
alors par action réflexe survient la contraction des
muscles ischio-caverneux et bulbo-caverneux de
l'homme, phénomène qui a pour effet, comme nous
l'avons vu plus haut, d'augmenter l'érection du pénis,
qui atteint ainsi ses dernières limites de tension, de
volume et par suite de sensibilité. Enfin il arrive un
moment où la sensibilité du gland s'exalte à un
tel degré, par suite des frottements voluptueux des
muqueuses génitales l'une contre l'autre, que tous les
muscles du périnée se contractent et que les appareils musculaires des voies d'excrétion du sperme
participant à ces contractions, l'éjaculation se produit en même temps que survient un ébranlement
général de l'être et une véritable crise nerveuse
caractérisée par un sentiment de plaisir physique
indescriptible accompagné de l'accélération des
battements du cœur et de la respiration.

On sait que l'éjaculation se fait par saccades :
voici l'explication de ce phénomène. Le sperme
versé par les conduits éjaculateurs dans la région
prostatique de l'urèthre se trouve emprisonné entre
le verumontanum, dont le rôle est de l'empêcher
de refluer dans la vessie, et l'anneau que forment
en avant les fibres contracturées du muscle de
Wilson. Ce muscle ne tarde pas à se relâcher ; or
chaque fois que cette détente a lieu, le fluide séminal accumulé en arrière s'échappe sous forme de jet
saccadé de moins en moins vigoureux.

Pour certains observateurs, l'éjaculation n'est que

le signal de la fin de la jouissance vénérienne, ce qui
est vrai de tous points, si l'on entend par éjaculation
l'émission totale du sperme hors du canal de l'urèthre; mais il est plus juste de dire que le *summum* de
la jouissance coïncide avec l'arrivée du sperme dans
la région prostatique de l'urèthre, et qu'elle se prolonge tant que ce liquide parcourt le canal.

La durée du coït peut varier à l'infini; trop de
causes sont susceptibles d'éloigner sa conclusion
ou de la précipiter, pour qu'il en soit autrement.
Il est en effet bien évident que la sensibilité étant
plus ou moins vive selon les individus, certaines
personnes seront obligées de pratiquer le double
des frottements du gland contre les parois du vagin,
qui sera nécessaire à d'autres pour développer la
sensibilité spéciale de l'organe mâle de telle façon
que les muscles sous la dépendance desquels se
trouve placée l'éjaculation arrivent à se contracter
et par conséquent à chasser le sperme hors de ses
réservoirs.

On ne saurait donc avec quelque précision fixer
une durée moyenne quelconque à cet acte physiologique, mais on peut néanmoins trouver dans la plus
ou moins grande rapidité avec laquelle se produisent
selon les cas la sensation voluptueuse de la femme,
une base suffisante pour pouvoir reprocher à tel ou
tel coït sa trop grande rapidité ou sa trop grande
lenteur.

En partant de ce principe que pour qu'un rapprochement sexuel soit complet, il faut que les sensa-
tions voluptueuses qu'il détermine soient ressenties
au même moment par l'homme et par la femme, on

voit que l'on peut affirmer que la durée de l'acte
incriminé aura été insuffisante, si l'éjaculation
spermatique s'est produite avant que la femme ait
éprouvé l'orgasme vénérien, ou bien si la sensation
voluptueuse finale survient chez elle postérieure-
ment à l'émission de la liqueur fécondante dans ses
organes.

Qu'il nous soit permis à ce sujet de dire que pour
nous il n'existe pas de femme complètement froide,
c'est-à-dire ne ressentant pas, n'ayant jamais res-
senti, ou incapable de ressentir de phénomènes
voluptueux dans le coït. Si certaines femmes n'é-
prouvent aucun plaisir dans le rapprochement sexuel,
cela tient le plus souvent à ce que le *cultiveur ne
fait pas ses approches*, c'est-à-dire que l'homme ne
se préoccupant pas assez de sa compagne, et ne
tenant aucun compte de la lenteur avec laquelle l'é-
rection et par suite la sensibilité spéciale des organes
se produit chez elle, n'a pas su éveiller, avant de
conclure lui-même l'acte sexuel le sens qui paraît
lui faire défaut et qui pourtant ne fait que sommeiller.

Bien souvent, en effet, il eût suffi à un plus adroit
d'entrer dans la lice, pour que cet être qui semblait
de marbre lors des caresses faites par un égoïste
époux, éprouve avec un second et cela dans toute
son ivresse l'orgasme vénérien. Il est bien évident
que l'acuité du plaisir n'est pas la même chez toutes,
mais, répétons-le, ce n'est qu'une question du plus
ou moins de jouissance que toute femme est capable
de ressentir si on laisse à sa sensibilité génitale le
temps de se développer.

Il est un fait important à noter, c'est que toute

promptitude exagérée dans l'éjaculation est 90 fois
sur 100 un signe de faiblesse et non pas de puissance virile ; ce n'est que tout à fait exceptionnellement que l'on peut n'y voir que le résultat d'une
sévère continence.

Maintenant lorsqu'au contraire l'éjaculation est
très lente à se produire, surtout si l'érection est
suffisante pour que l'on ne puisse lui attribuer ce
vice de fonctionnement, on peut affirmer que le coït
ne s'exerce pas non plus dans les conditions normales, car le plus souvent alors l'excitation génitale
chez la femme aura été plus que suffisante pour
déterminer chez elle la jouissance vénérienne avant
que l'éjaculation ait lieu. Dans un cas comme dans
l'autre les chances de procréation seront moindres
que si le fluide prolifique avait été lancé sur le col de
la matrice au moment précis de la jouissance de la
femme. Cet instant, selon toutes les probabilités,
coïncide avec des contractions utérines, qui en déterminant l'ouverture et le resserrement du col de la
matrice, aspirent pour ainsi dire le sperme dans sa
cavité.

L'effet immédiat de l'acte chez l'homme le plus
robuste est un sentiment de fatigue et d'énervement.
Cette fatigue temporaire, qui est plus ou moins prononcée selon les individus, est proportionnée à la
somme de jouissance éprouvée qui évidemment
varie selon le degré de sensibilité de chacun. Mais
il est permis d'affirmer que l'abattement qui succède
au coït est d'autant moins prononcé que le rapprochement sexuel a été déterminé par un besoin naturel plus impérieux ; en un mot l'accomplissement du

coït qui est nécessaire au maintien de l'équilibre de la santé chez l'homme continent, est au contraire une cause d'affaiblissement physique et moral chez le libertin qui outrepasse les vœux de la nature en répétant trop fréquemment l'acte le plus important de l'organisme.

Tout homme devrait connaître et méditer ces belles et sages paroles de Lallemand :

« Quand, dit-il, l'acte est suivi d'un sentiment de « joie, d'un bien-être général aussi bien que d'une « nouvelle vigueur; quand la tête se sent libre et « dégagée, le corps plus élastique et plus léger; « quand une disposition plus grande à l'exercice ou « au travail intellectuel se fait sentir; quand les « organes génitaux montrent un accroissement de « vigueur et d'activité, nous pouvons inférer qu'un « impérieux devoir a été satisfait dans les limites « nécessaires à la santé. L'heureuse influence que « tous les organes éprouvent est semblable à celle « qui suit l'accomplissement de chaque fonction « nécessaire à l'économie. »

Est-il possible d'établir les règles qu'on doit observer dans la répétition du coït? Le médecin a-t-il les éléments nécessaires pour indiquer à celui qui le consulte à ce sujet dans quelles limites il peut et il doit exercer ses fonctions viriles? Certes non.

Certains hommes, en effet, ont naturellement et par le fait seul de leur organisation, peu de propension au coït, tandis que certains autres, au contraire, semblent n'avoir été créés, tant leurs passions sont vives, qu'en vue de l'acte de la reproduction. Chez les premiers, l'excès commence là ou chez les seconds c'est à peine si la satisfaction des premiers besoins naturels est ébauchée. L'écart entre les divers degrés de la puissance génitale est si considérable, qu'en tenant compte du développement physique et de la vigueur plus ou moins grande des sujets, il est impossible au médecin de conseiller ou de permettre l'exercice du coït dans telles ou telles limites. Il n'est pas rare d'observer des hommes jeunes qui, doués d'une splendide constitution et déployant journellement une force physique remarquable, se livrent à peine au coït une ou deux fois par mois et auxquels un exercice aussi modéré des fonctions viriles suffit néanmoins pour enlever tout appétit sexuel. Par contre, il existe des hommes qui, sous l'apparence de la constitution la plus délicate, et incapables en apparence de supporter la moindre fatigue, peuvent, pendant un temps souvent fort long, avoir des rapprochements sexuels quotidiens et parfois même bi-quotidiens, sans paraître en ressentir la moindre fatigue. Quand le médecin veut par une analyse exacte et par un examen scrupuleux des fonctions et des organes, trouver l'explication de ces dissemblances, il ne peut le plus souvent que reconnaître son impuissance à en élucider les causes.

La quantité de liquide séminal perdu par l'homme dont le coït peut être évaluée approximativement à une dizaine de grammes; ici encore il nous faut noter que les différences individuelles peuvent faire varier considérablement cette quantité.

Le liquide émis dans l'éjaculation n'est pas uniquement composé, comme nous l'avons vu plus haut, du produit de la sécrétion des testicules; le fluide pros-

3.

tatique, le produit de la sécrétion des glandes de Cooper, les mucosités uréthrales, le liquide sécrété par les glandes propres des vésicules séminales, contribuent en effet à la formation du liquide éjaculé. Il semble même que le rôle le plus important de tout le système glandulaire annexé à l'urèthre soit la sécrétion de liquides destinés à rendre le sperme plus fluide en le diluant pour ainsi dire et par suite à rendre plus libres les mouvements des spermatozoïdes.

Définition de l'impuissance et de la stérilité.

On désigne sous le nom d'*impuissance* ou d'*anaphrodisie*, l'impossibilité dans laquelle se trouve l'homme d'accomplir le coït.

Nous avons vu plus haut que, pour que cet acte physiologique fût complet il fallait qu'il y eût introduction du membre viril, préalablement érigé, dans les organes génitaux de la femme, et éjaculation accompagnée d'un sentiment spécial de jouissance. Tout homme qui par conséquent ne pourra entrer en érection, devra être considéré comme *impuissant;* de même si, par suite de la direction vicieuse du pénis lorsqu'il est en cet état, cet organe ne peut être introduit dans le vagin, si sa longueur n'est pas suffisante pour le lui permettre, ou si ses dimensions exagérées au contraire s'opposent à son intromission, et enfin alors même que les deux premières conditions seraient remplies, si elles n'étaient pas suivies d'éjaculation, il y aurait encore impuissance.

Quant à la question de savoir si le liquide éjaculé possède des propriétés fécondantes ou non, on n'a pas à s'en préoccuper si l'on se place au simple point de vue de l'impossibilité à exercer le coït, c'est-à-dire l'impuissance.

La *stérilité* c'est l'incapacité de l'homme à procréer son semblable.

On voit donc qu'un individu stérile peut parfaitement jouir de toute sa puissance copulatrice et par cela même accomplir normalement le coït, si la stérilité n'est déterminée chez lui que par l'absence de zoospermes dans la liqueur éjaculée dans le rapprochement sexuel. Du moment où il peut introduire dans le vagin un pénis rigide et que les frottements du membre viril contre les parois des organes de la femme déterminent chez lui l'émission voluptueuse d'un liquide, on ne saurait le taxer d'impuissance, puisque l'acte sexuel a parfaitement rempli les trois conditions physiques indispensables à son existence.

D'un autre côté, l'homme impuissant peut parfaitement ne pas être stérile. Si l'on tient compte, en effet, des faits bien certains dans lesquels on a vu des femmes concevoir à la suite de rapprochements incomplets où l'intromission du pénis n'ayant pas eu lieu le sperme avait été répandu à l'entrée du vagin ; on peut donc à la rigueur admettre ce fait bizarre en apparence d'un homme incapable d'exercer le coït et pouvant néanmoins se reproduire dans certaines circonstances, car l'érection du pénis n'étant pas absolument nécessaire pour qu'il y ait *émission* du sperme (nous ne disons pas *éjaculation*), il en résulte qu'il peut suffire qu'un homme réellement *impuissant*, c'est-à-dire privé d'érections, dépose à l'orifice de la vulve un liquide renfermant des animalcules spermatiques pour que la conception ait lieu.

Donc, ponr nous résumer : tout individu qui, pour une raison ou pour une autre ne peut pratiquer un coït *complet* (érection, intromission, éjaculation), est *impuissant*. Tout homme qui, malgré la facilité avec laquelle il exerce le coït ne répand dans les organes génitaux de la femme qu'un liquide dépourvu de vertu prolifique, est *stérile*. Qui dit impuissance ne dit pas forcément stérilité, et réciproquement.

CAUSES DE L'IMPUISSANCE ET DE LA STÉRILITÉ.

L'impuissance et la stérilité chez l'homme peuvent être dues à un nombre pour ainsi dire incalculable de causes.

Il suffira au lecteur de parcourir l'énumération bien longue et pourtant incomplète de celles qu'on observe le plus souvent pour se rendre compte, sans que nous ayons besoin d'insister davantage, que le traitement de l'impuissance et de la stérilité est, selon les cas, du ressort de la chirurgie ou de la médecine, et que, parfois même, il faut avoir recours simultanément à ces deux branches de l'art de guérir. On comprend aisément qu'on ne peut avoir la prétention, en administrant des médicaments internes, de redresser un pénis qui offre une direction vicieuse, ou de changer la situation du méat urinaire chez un malade affecté d'hypospadias, par exemple. Tandis que, au contraire, lorsque les maladies dont nous nous occupons sont déterminées par une affec-

tion du système nerveux ou par une altération du
sang, le traitement qui leur convient est essentiellement médical.

VICES DE CONFORMATION DE L'APPAREIL DE L'ÉRECTION.

Absence de la verge.
Arrêt de développement de la verge.
Direction vicieuse du pénis lors de l'érection.
Grosseur ou longueur exagérée du membre viril.
Epispadias et hypospadias.
Exstrophie de la vessie (bifurcation de la verge).
Causes qui contrarient le coït plutôt qu'elles ne
l'interdisent (phimosis congénital, brièveté du frein,
adhérences du prépuce et du gland).

VICES DE CONFORMATION DE L'APPAREIL SÉCRÉTEUR
DU SPERME.

Absence des testicules.
Cryptorchidie.
Atrophie congénitale des testicules.

LÉSIONS OU MALADIES DE L'APPAREIL DE L'ÉRECTION.

Direction vicieuse du pénis due à des cicatrices
ou au phagédénisme.
Dilatation anévrysmatique des corps caverneux.
Tumeurs de cause traumatique.
Cancer du pénis.
Ossification du pénis.

Eléphantiasis du prépuce.

Rétrécissements de l'urèthre.

Tumeurs développées dans le voisinage de l'appareil génital et s'opposant au développement du pénis.

LÉSIONS DU SYSTÈME NERVEUX CENTRAL.

Lésions des nerfs qui se distribuent aux organes génitaux et aux muscles annexes.

Lésions de l'appareil sécréteur du sperme (syphilis; tuberculose; cancer; anémie; inflammation).

TROUBLES DU SYSTÈME NERVEUX SANS LÉSION.

Névroses; spermatorrhée; aspermatisme.

PERVERSIONS DE L'IMAGINATION.

Caprice; timidité; amour-propre, etc.

ALTÉRATIONS DU SANG.

Diphthérie; troubles digestifs; anémie; cachexies; diabète sucré; goutte.

INTOXICATIONS.

Plomb; vapeurs de charbon; sulfure de carbone; alcool; tabac.

INGESTION DE SUBSTANCES ANAPHRODISIAQUES.

ÉTIOLOGIE ET TRAITEMENT

DES DIFFÉRENTES CAUSES D'IMPUISSANCE ET DE STÉRILITÉ.

Impuissance produite par un vice de conformation de l'appareil de l'érection.

ABSENCE DE LA VERGE.

Il existe dans la science plusieurs observations de ce vice de conformation. La plus connue est celle d'un jeune soldat dont l'histoire est relatée par Fodéré. Le malheureux en question avait des testicules normaux, mais un simple mamelon perforé remplaçait le pénis; « il m'assura avoir toujours été ainsi, et que ce bouton se renflait en la présence des jeunes personnes du sexe et qu'il en sortait, par le frottement, une humeur blanche. »

Il est évident que si un tel vice de conformation rend l'homme qui le porte absolument incapable de se livrer au coït, il ne lui interdit pas d'une manière absolue de se reproduire, puisque rien ne s'oppose à ce qu'il émette un sperme doué de propriétés fécondantes et qu'il le dépose à l'entrée des organes génitaux de la femme.

L'impuissance résultant de cette anomalie est donc incurable, mais il n'est pas impossible à l'art de secourir la nature dans ce cas pour favoriser l'introduction du sperme dans les organes féminins.

Il peut, en effet, arriver que, soit par suite de blessure, soit par le fait d'une opération chirurgicale, un homme dans la force de l'âge se trouve privé de membre viril, et que, néanmoins, il désire vivement avoir des enfants ; le médecin, dans son ingéniosité, saura alors trouver des ressources imprévues, variables évidemment, selon les cas, par l'emploi desquelles le blessé pourra obtenir cet heureux résultat.

ARRÊT DE DÉVELOPPEMENT DU PÉNIS.

Chez certains sujets, les organes génitaux ne participent pas au développement régulier et progressif de tout l'organisme. Sous l'influence de causes mal définies et peu connues encore, parmi lesquelles il faut néanmoins citer en première ligne la privation de toute jouissance vénérienne et de tout exercice sexuel jusqu'à un âge relativement avancé, il n'est pas aussi rare qu'on pourrait le croire au premier abord de voir des hommes chez lesquels le son de la voix, le développement du système pileux et l'énergie musculaire sont tels qu'on ne saurait les suspecter à première vue d'une infériorité physique aussi triste, être porteurs d'organes véritablement lilliputiens.

Le plus souvent, l'arrêt de développement porte également sur les testicules et sur le pénis, mais parfois aussi l'organe copulateur seul est de dimensions infimes, tandis que les testicules offrent un volume normal; plus rarement le contraire a lieu.

On comprend donc que si le pénis n'est pas plus

développé que celui du jeune homme cité par Roubaud, qui, à l'âge de 19 ans, avait « une verge qui,
lorsqu'elle était en érection, avait à peu près la
grosseur d'un piquant ordinaire de porc-épic et
était longue de 2 pouces ; les testicules atteignaient
à peine le volume d'une aveline et étaient difficiles
à rencontrer lorsque le scrotum, en se ratatinant,
les refoulait en haut ; » le coït est presque impossible, et, en tout cas, alors même que l'introduction
dans les organes de la femme d'un aussi misérable
membre viril vient à s'effectuer, la réciprocité des frottements ne peut guère avoir lieu, et que par conséquent l'excitation nécessaire à l'éjaculation faisant
défaut, l'homme qui offre un semblable vice de conformation peut être, à peu de choses près, qualifié
d'impuissant.

Chez le sujet cité par Roubaud, toutes les tentatives
de coït n'avaient jamais pu produire l'éjaculation, et
quoique les désirs vénériens fussent fréquents ainsi
que les érections, la masturbation seule pouvait déterminer les phénomènes voluptueux qui accompa-
gnent l'émission de la semence.

Grâce à un appareil spécial, un coït artificiel put
être pratiqué, et par la suite le pénis, sans atteindre
toutefois des dimensions normales, prit un développement tel, que le vagin put enfin embrasser assez
étroitement le gland pour que les frottements des
deux surfaces muqueuses amenassent la sensibilité
nécessaire à l'éjaculation.

« L'appareil en question consistait en un cylindre
de caoutchouc de la grosseur d'un pénis ordinaire,
dans l'intérieur duquel on introduisait la verge en

érection; le tout était maintenu au pubis par une
lanière de caoutchouc passée sur les reins; l'élasticité de cette lanière permettait les mouvements
de va et vient du coït au cylindre, qui les trans-
mettait à la verge emprisonnée dans son intérieur. »

Nous préférons de beaucoup dans le traitement de
cas analogues le *congesteur de Mondat*, dont l'emploi nous semble à la fois plus physiologique et moins
cynique que celui du cylindre de Roubaud, qui n'est
en effet, si l'on y réfléchit bien, qu'un instrument de
masturbation déguisé. En faisant usage de cet instrument, il nous a été possible, en certaines circonstances, de donner plus de volume et plus de longueur
au pénis en appelant le sang dans les corps caverneux.

Il s'ensuit donc que l'impuissance qui tient à l'exi-
guité du membre viril n'est pas toujours incurable.

DIRECTION VICIEUSE CONGÉNITALE DU PÉNIS LORS DE

L'ÉRECTION.

On a pu observer, quoique bien rarement, des cas où
par suite d'une disposition particulière des aréoles
du tissu caverneux, la verge, lorsqu'elle est en érection, affecte une direction telle, soit qu'elle se re-
courbe en haut ou en bas, soit sur les côtés, que le
coït est impossible. Pour qu'un pareil fait se pro-
duise, il suffit que les cellules du tissu érectile soient
d'un côté de la verge plus petites ou moins nombreuses que celles du côté opposé; la quantité de

sang qui y afflue lors de l'érection étant moins grande que celle qui remplit le côté opposé, y détermine naturellement un accroissement moins considérable du pénis et par suite une déviation de sa direction normale.

L'impuissance déterminée par cette anomalie, qui du reste est fort rare, est incurable.

GROSSEUR OU LONGUEUR EXAGÉRÉE DU MEMBRE

VIRIL.

L'impuissance qui résulte des proportions excessives de l'organe de copulation n'est que relative, puisqu'il suffit à l'homme qui possède un organe aussi monstrueux de trouver un vagin capable de le recevoir, pour lui permettre d'exercer le coït ; or, il faut bien admettre que la chose est possible, car jusqu'à présent on n'a jamais entendu dire qu'un homme, quelles que fussent les dimensions de son pénis, ait été pour cette cause condamné au célibat.

Quant à la stérilité qui, quelquefois, en effet, tient à la longueur exagérée du membre viril, soit parce que, dans l'acte sexuel, les heurts de cet organe contre le col de l'utérus, en déterminant de vives douleurs à la femme, nuisent à la fécondation, soit parce que le sperme, au lieu d'être lancé contre l'orifice de la matrice, dépasse le but en se répandant dans les culs-de-sac du vagin, il est facile d'y remédier en recommandant l'usage d'un anneau plus ou moins volumineux selon les cas, qui, placé à la racine de la verge, obviera à cet inconvénient en diminuant naturellement de toute son épaisseur la longueur du pénis.

HYPOSPADIAS ET ÉPISPADIAS.

On donne le nom d'*hypospadias* à un vice de conformation dans lequel l'orifice de l'urèthre, au lieu de s'ouvrir au sommet du gland, s'ouvre à la partie inférieure de la verge. Cette difformité, quoique assez rare, a été toutefois observée 10 fois sur 3,000 conscrits soumis à la visite du Dr Rennes.

Le siège le plus commun de l'hypospadias est sous le gland, au niveau de la fosse naviculaire, puis par ordre de fréquence à l'angle formé par le pénis et le scrotum, et enfin au périnée; dans ce dernier cas, le scrotum est fendu d'avant en arrière à la manière d'une vulve. Cette disposition constitue un *hermaphrodisme* apparent, d'autant plus apparent si les testicules sont retenus dans le ventre et si le pénis est très peu développé. Cette anomalie n'entraîne pas forcément l'*impuissance*, mais la direction du méat s'oppose à la *fécondité* du sujet porteur de cette infirmité, le sperme n'étant pas dirigé lors de l'éjaculation, vers le col de l'utérus. Ce serait néanmoins à tort que l'on s'imaginerait que tout hypospade est forcément infécond.

On lit en effet, dans le Bulletin de la Faculté de médecine (1810), la description d'un jeune homme chez lequel l'orifice de l'urèthre s'ouvrait à trois centimètres du pénis. Lorsque le sujet renversait le gland sur le dos de la verge, il pouvait lancer ses urines à distance : il se maria et eut cinq enfants !

J.-P. Frank, Sédillot, Petit-Radel, Ricord, Morgagni, citent des exemples du même genre. Il est plus que probable que dans ces cas, c'est grâce à l'adaptation de la paroi du vagin, qui, en s'appliquant contre le pénis, supplée à la paroi inférieure de l'urèthre défaillante, que le sperme peut cheminer jusqu'au museau de tanche. Morgagni cite à l'appui de cette manière de voir le pénis des tortues et des vipères, qui manque de plancher inférieur.

De beaucoup plus rare que l'hypospadias, puisque sur 6,000 conscrits un officier de recrutement n'en a pas observé un seul cas, et que Baron dit ne l'avoir constaté que deux fois pour 300 cas d'hypospadias, l'*épispadias* est un vice de conformation constitué par l'ouverture anormale de l'urèthre à la face dorsale de la verge. Il peut n'être formé simplement que par cette situation anormale de l'orifice externe du canal de l'urèthre, mais quelquefois aussi les corps caverneux bifurqués depuis le gland, qui lui-même est divisé jusqu'au col de la vessie, constituent un vice de conformation pour ainsi dire incurable.

L'épispadias n'est pas une cause fatale d'impuissance (cela dépend sans contredit de la gravité plus ou moins grande de l'affection), mais la *stérilité* en est presque forcément le résultat si par des moyens appropriés, on ne parvient pas à diriger le sperme dans les organes de la femme.

De même que pour l'hypospadias, la nature peut meplacer dans le coït la face supérieure de l'urèth

qui n'existe pas, par la paroi correspondante du vagin; on peut aussi, dans certains cas, par l'adjonc-
tion au pénis d'une membrane artificielle en tissu
élastique, obtenir la fécondation.

Quant à la guérison radicale de ces deux vices de
conformation, il faut dire que si les progrès de la
chirurgie et de l'art mécanique permettent parfois
aujourd'hui de remédier à ces tristes infirmités au
prix d'opérations des plus délicates, leur succès est
trop loin d'être certain pour qu'on doive y recourir
à la légère ; l'aventure ne doit être tentée que lorsque l'incontinence habituelle des urines, par exemple, interdit aux malades de prendre leur part des
exigences, comme des bienfaits de la vie sociale.

EXSTROPHIE DE LA VESSIE. BIFURCATION DE LA VERGE.

L'*exstrophie de la vessie*, ou hernie de la vessie, est
un vice de conformation constitué par l'absence de la
paroi antérieure du réservoir des urines et par l'issue
au travers des fibres écartées de la paroi abdominale,
de sa paroi postérieure, qui forme alors une tumeur
rouge, humide, fongueuse et facilement irritable. La
bifurcation de la verge est une anomalie qui accompagne souvent cette triste difformité. On comprend
que l'*impuissance* et la *stérilité* doivent être le résultat inévitable de semblables affections; néanmoins
Huguier a observé un cas d'exstrophie de la vessie
qui n'interdisait nullement à l'homme qui en était
affecté l'exercice du coït: « Le pénis, dit-il, a l'aspect d'un tubercule long d'un pouce; il est pourvu

d'un gland imperforé ; l'urèthre manque entièrement.
La totalité du pénis rudimentaire est formée par des
corps caverneux médiocrement développés. Le malade nous a assuré cependant qu'il pouvait accomplir
parfaitement le coït. Il paraît même que depuis l'âge
de 15 ans il se livre aux plaisirs de l'amour. Dans ce
moment-là, dit-il, la verge entre en érection et acquiert une longueur de trois pouces environ. Le
spasme voluptueux est toujours suivi, au dire du sujet, d'une émission spermatique ; le fluide se répand
alors autour de la base de la tumeur ; il n'est pas
lancé, il coule en nappe. »

Pour terminer, disons que l'impuissance et la stérilité qui presque toujours résultent de cette affection sont au-dessus des ressources de l'art.

CAUSES QUI CONTRARIENT PLUTOT LE COÏT QU'ELLES NE L'INTERDISENT D'UNE FAÇON ABSOLUE.

Phimosis. — On dit qu'il y a *phimosis* lorsque
le prépuce est naturellement trop étroit pour que le
gland puisse être découvert dans le coït ; il cause
alors un obstacle à l'exercice régulier de cet acte.

Le plus généralement le prépuce est non seulement
trop étroit, mais il est encore allongé outre mesure,
ce qui fait qu'en même temps que l'érection est ren-
due douloureuse par suite de l'emprisonnement du
gland dans cette membrane, l'éjaculation est entravée ; le bourrelet que forme le prépuce en avant du
gland peut même, dans certains cas, blesser les organes de la femme.

Le phimosis congénital doit donc être rangé à la fois parmi les causes d'*impuissance* et de *stérilité*. Mais par l'incision ou l'excision de la membrane on remédie aisément à ce vice de conformation. Les *adhérences du prépuce et du gland* qui existent le plus souvent avec le phimosis, ne font évidemment que compliquer l'opération que nécessite ce dernier, en forçant le chirurgien à une longue et minutieuse dissection.

Lorsque le *frein* est très court lors de l'érection, il tire en bas le méat urinaire plus ou moins fortement selon sa brièveté, et constitue ainsi une gêne considérable à l'érection, au coït et à l'éjaculation. Ici encore, au prix d'une légère opération qui consiste en un débridement obtenu par un simple coup de bistouri ou de ciseaux on fait disparaître à tout jamais cette légère difformité.

Comme nous le disions plus haut, ces petits vices de conformation contrarient plutôt le coït qu'ils ne l'interdisent absolument.

Impuissance produite par une lésion ou une maladie de l'appareil de l'érection.

DIRECTION VICIEUSE DU PÉNIS DUE A DES CICATRICES OU AU PHAGÉDÉNISME.

Si, à la suite de blessures graves de la verge ou de pertes de substances déterminées par des ulcérations de nature syphilitique ou autre, la cicatrisation ne s'est pas faite régulièrement, il peut arriver que l'érection soit entravée, et que le tissu cicatriciel formant de véritables cordes inextensibles, la direction du membre viril soit changée lors de l'érection, de telle manière que la copulation ne puisse avoir lieu. *Le phagédénisme* qui détermine fréquemment, comme on sait, des désordres considérables, arrive parfois à ronger tout ou partie de la verge, ce qui naturellement rend par la suite le coït ou très difficile ou même impossible.

Mentionnons aussi comme cause d'impuissance l'opération du phimosis mal faite. Soit que le chirurgien en fendant le prépuce ait laissé l'incision de la peau se prolonger jusqu'à la racine de la verge, ce qui fait que, lorsque la cicatrisation a lieu, le tissu de nouvelle formation produit une bride plus ou moins dure qui, selon la situation qu'elle occupe, tire le membre viril, lors de l'érection, dans telle ou telle direction, ou en tout cas, si elle est parallèle à l'axe de la verge, s'oppose par son inextensibilité au développement des corps caverneux : soit que en pratiquant la circoncision, il ait coupé plus de peau que de muqueuse, et cela surtout d'un seul côté, ce qui naturellement, lorsque le travail de réparation est terminé produit les mêmes effets.

L'impuissance qui résulte de lésions de cette nature est incurable presque toujours, et ce ne doit être que sur les instances répétées du malade et après l'avoir prévenu du peu de chances de réussite qu'elle offre, qu'on doit tenter par une opération des plus délicates, de rendre au pénis sa direction normale.

4

DILATATION ANÉVRYSMATIQUE DES CORPS CAVERNEUX.

Soit congénitalement, soit par suite de violences exercées sur le membre viril, ou de rupture du tissu fibreux aréolaire survenue dans des efforts exagérés de coït, il peut arriver que une ou plusieurs cellules du tissu érectile se laissant distendre outre mesure par l'afflux sanguin lors de l'érection, il se forme une tumeur plus ou moins volumineuse qui, suivant la position qu'elle occupe et selon son volume, apporte une gêne plus ou moins considérable au coït et parfois interdit complètement l'exercice de la fonction copulatrice.

On peut remédier assez aisément à l'impuissance qui résulte d'une telle lésion, par l'application d'appareils spéciaux qui, tout en permettant l'introduction du membre viril dans les organes de la femme, compriment suffisamment la tumeur anévrysmale pour l'empêcher, par son volume ou sa situation, de constituer un obstacle quelconque au coït.

Quant aux *tumeurs* qui résultent de coups portés sur le pénis, de sa distorsion, ou de toute autre violence exercée sur cet organe, on peut le plus souvent, par des moyens appropriés, les faire disparaître complètement, et dans les cas où elles résisteraient à tout traitement, annihiler leur fâcheuse influence sur le coït par l'application d'appareils ingénieux.

Parmi les moyens mis en usage par nous pour faire résoudre ces tumeurs, nous mettrons en première ligne l'électrisation par les courants continus qui nous a donné, dans plusieurs circonstances, les meilleurs résultats.

MALADIES DU PÉNIS.

Le *cancer* peut être observé dans tous les tissus qui constituent le membre viril (peau, prépuce, gland, corps caverneux). L'impuissance relative qui en résulte est subordonnée évidemment à l'extension du mal et à la région qu'il occupe. On peut dans certains cas, comme on le comprend, permettre l'exercice du coït par l'ablation de la portion atteinte (prépuce, peau), mais en général, quoi qu'on fasse, la maladie récidive et entraîne forcément à sa suite l'impuissance absolue chez celui qui en est atteint.

Eléphantiasis du prépuce.

L'éléphantiasis du prépuce est une lésion de la peau avec hypertrophie du derme.

Sous l'influence de cette maladie cutanée, le prépuce prend parfois des proportions si considérables que le poids de la tumeur qu'il forme est une cause de gêne et d'embarras pour l'infortuné malade. (On en a observé qui offraient le volume d'un tonneau.)

Dans les pays chauds l'éléphantiasis du prépuce s'accroît incessamment, tandis que dans les régions tempérées, il reste stationnaire et n'atteint jamais les proportions extrêmes. Cette horrible affection qui s'étend souvent au scrotum et plus rarement aux corps caverneux, survient quelquefois à la suite d'excoriations mal soignées, qui déterminent d'abord l'inflammation de vaisseaux lymphatiques de la peau et secondairement son hypertrophie.

L'impuissance par absence de désirs vénériens et défaut d'érection est la conséquence de l'éléphantiasis de la verge et du prépuce.

On peut, lorsque le mal est limité au prépuce ou à la peau du pénis, faire l'ablation dé la portion affectée et par conséquent rendre au malade ses facultés viriles, mais lorsque l'éléphantiasis a envahi le tissu érectile il faut bien se garder d'y toucher de crainte d'activer les progrès de la maladie.

L'*ossification du pénis* porte spécialement sur la cloison des corps caverneux, qu'elle transforme en un corps rigide et inextensible qui, ne pouvant suivre le développement du tissu érectile, s'oppose à l'érection.

L'impuissance qui résulte de cette lésion est incurable.

MALADIES DU CANAL EXCRÉTEUR DE L'URINE ET DU SPERME.

Rétrécissements de l'urèthre. — Toutes les maladies affectant le canal de l'urèthre ont pour premier effet de diminuer le calibre de ce conduit, et par conséquent, comme le fait observer avec raison Roubaud : « Elles rentrent toutes par quelques points importants de leur histoire dans la famille des rétrécissements. »

La *stérilité* est souvent le résultat des rétrécissements de l'urèthre qui, en obstruant plus ou moins ce canal, s'opposent à la libre émission du sperme.

Quant à l'*impuissance*, il est reconnu aujourd'hui

que les rétrécissements uréthraux peuvent la déterminer, soit en altérant les conditions anatomiques
de la verge, soit en nuisant au développement physiologique du membre viril lors de l'érection.

Il n'est pas rare en effet d'observer des malades
qui affectés de rétrécissements portent de véritables
hypertrophies de prépuce et de gland. « On trouve
même, dit Civiale, quelques malades chez lesquels
le pénis prend un développement extraordinaire, il
est en même temps empâté, dur, rigide. » Ces alté-
rations anatomiques constituent évidemment des
obstacles à la copulation, qui demandent pour disparaître des soins prolongés, une fois même que le rétrécissement cause de tout le mal a été détruit.

Mais les rétrécissements déterminent l'impuissance souvent par leur seule présence et sans amener des modifications bien visibles dans les conditions anatomiques de l'organe de conjonction.

« Les érections ont rarement lieu, comme chez
l'homme en parfaite santé, soit que le pénis ne puisse
plus se redresser à cause de la rigidité du canal,
soit que le sang ne parvienne point en suffisante
quantité dans les corps caverneux. » Civiale. *Maladies des organes génito-urinaires.*

« Les coarctations uréthrales peuvent devenir une
cause d'impuissance génératrice par la difficulté ou
l'impossibilité de l'érection. » Reybard. *Traité des
rétrécissements de l'urèthre.*

Mais ici le remède est vite trouvé, car il suffit de
rendre aux urines leur cours normal en détruisant
la barrière uréthrale par une opération convenable,

4.

quelle qu'elle soit, pour restituer au malade toutes ses facultés viriles et prolifiques.

Impuissance produite par un vice de conformation de l'appareil sécréteur du sperme.

L'absence réelle des deux testicules, qu'elle soit le résultat d'un vice de conformation congénital ou de la castration, entraîne forcément *la stérilité*, puisque l'homme qui est privé de ces glandes ne peut émettre qu'un liquide dépourvu de toute propriété fécondante par suite de l'absence des spermatozoïdes qui, comme on le sait, sont formés dans les glandes testiculaires.

Mais il n'est pas impossible à un homme ainsi mutilé, quoique le fait soit bien rare, non seulement d'éprouver des désirs vénériens, mais encore de pratiquer un coït, normal en apparence, puisqu'il peut y avoir érection, intromission et émission avec sensation voluptueuse du liquide sécrété par la prostate et les autres glandes annexées à l'urèthre. On sait en effet que certaines dames romaines débauchées, ne craignaient pas de se livrer aux caresses stériles d'esclaves châtrés ; on a observé quoique assez rarement le fait d'*eunuques* émasculés tardivement qui se livraient au coït avec passion. De ceci il ressort que la perte des deux testicules qui fatalement condamne à la stérilité n'interdit pas radicalement à tous l'exercice d'un coït auquel il ne manque, pour être complet, que la possibilité d'être fécond.

Cryptorchidie. — Il arrive souvent qu'un des deux

testicules ne descend pas dans les bourses et reste, par conséquent dans l'abdomen ou dans le canal inguinal : cette anomalie constitue la *monorchidie*. Si les deux organes n'accomplissent pas leur descente, cette disposition a reçu le nom de *cryptorchidie*. Or, les observations de MM. Godard, Follin, Goubaux et Bouley, qui n'ont pas trouvé de spermatozoïdes dans les testicules non descendus dans les bourses, permettent de conclure : 1° que les *monorchides* sont aptes à la fécondation, mais qu'ils ne doivent cette faculté qu'à celui de leurs testicules qui a accompli sa migration complète; 2° que les *cryptorchides* sont stériles, mais non pas impuissants. Il n'existe évidemment aucun remède à la stérilité qui résulte de ces vices de conformation.

L'atrophie congénitale ou accidentelle des deux testicules qui, parfois, est si prononcée, que ces organes n'offrent que le volume d'un haricot et même moins encore, entraîne une impuissance et une stérilité relative qui ne sont pas incurables, car sous l'influence d'un traitement bien combiné, dont la base est l'électricité à courants continus et l'hydrothérapie, on peut obtenir, ainsi qu'il nous a été permis de le faire deux fois, un développement inespéré de l'organe atrophié et par suite une nouvelle énergie virile et prolifique.

Impuissance produite par une maladie ou une lésion de l'appareil sécréteur du sperme.

Les maladies qui, telles que la *syphilis*, la *tuberculose*, le *cancer*, détruisent le tissu propre du tes-

ticule, déterminent l'impuissance lorsqu'elles inté-
ressent à la fois les deux glandes ; quant à la stérilité qui est toujours le résultat de ces affections, elle
n'est pas placée non plus d'une façon absolue au des-
sus des ressources de l'art. On peut, en effet, enrayer
la marche de la maladie, lorsque le diagnostic a été
porté assez à temps, pour qu'un traitement efficace et
énergique ait pu être prescrit avant qu'une portion
importante du tissu glandulaire soit détruite. Il
existe aussi un état particulier du testicule auquel
M. le professeur Gosselin a donné le nom d'*anémie
du testicule*, qui succède presque toujours à une maladie des enveloppes de cet organe ou à une tumeur
qui comprime les vaisseaux qui s'y distribuent. Cette
affection est caractérisée par la pâleur, le peu de
développement des vaisseaux et, par suite, par l'a-
trophie de la glande qui de jour en jour fond, pour
ainsi dire, d'une façon visible. L'*impuissance* relative succède, comme on peut le penser, à cette maladie, qui porte souvent à la fois sur les deux testicules. Ici encore, grâce à l'électricité à courants
continus, habilement maniée, surtout avec prudence,
car on courrait risque faute de précautions, de déterminer des douleurs très vives dans l'organe anémié,
et quelquefois même son inflammation, on peut espérer en activant la circulation testiculaire, non
seulement d'enrayer la fonte des glandes testiculaires, mais encore de leur redonner un développement normal, si on continue pendant un temps suffisamment long les applications électriques.

Les *inflammations* aiguës de l'épididyme ou des
testicules (*orchite, épididymite*) sont momentané-

ment des causes d'impuissance et de stérilité, mais le plus souvent lorsque l'inflammation n'a pas été très intense, la résolution se fait si promptement et si complètement qu'elles ne laissent après elles aucun retentissement fâcheux sur l'exercice des fonctions viriles. Mais parfois, le processus inflammatoire s'est fait à la fois avec une telle intensité et une telle rapidité que l'oblitération permanente des conduits excréteurs du testicule en est la conséquence. Dans ce cas, l'homme qui a été affecté d'une *double épididymite* est forcément condamné à la stérilité, si avant que l'organisation de la lymphe ne soit complète on n'agit pas énergiquement pour empêcher l'oblitération totale des conduits en question. On arrive à cet heureux résultat à la fois par l'emploi des courants continus, joints aux douches dirigées sur les organes malades, et par la *stimulation* de la sécrétion spermatique, qu'on ne doit pas craindre de solliciter par l'exercice fréquent du coït chez tout homme qui a eu une double orchite, mais alors seulement que toute trace d'inflammation de l'organe a disparu. Mais, nous le répétons, il faut agir très promptement si l'on veut soit rétablir la perméabilité des conduits séminifères, soit s'opposer à leur complète obstruction.

Impuissance produite par une lésion du système nerveux central.

L'érection est, comme nous l'avons dit plus haut, tenue entièrement sous la dépendance du cerveau et de la moelle épinière, puisqu'il suffit du simple souvenir d'ébats amoureux ou d'une idée lubrique quelconque pour déterminer la rigidité du membre viril. Par conséquent il est facile de comprendre que toute maladie des centres nerveux, lorsqu'elle affecte la partie du cerveau ou de la moelle qui correspond aux organes génitaux, peut empêcher l'érection et, par suite, produire l'impuissance. Nous n'avons pas à nous occuper ici des affections aiguës et confirmées de l'encéphale et de la moelle, alors que la désorganisation de la substance nerveuse est assez avancée pour que l'organisme tout entier en éprouve la funeste influence et que la vie du malade en est menacée ; nous devons seulement appeler l'attention des médecins et des malades sur ce fait si important à connaître, c'est que l'impuissance est fréquemment le premier phénomène qui révèle l'existence d'une maladie cérébrale ou médullaire. Or il n'est pas un médecin qui ne sache que, dans la généralité des cas, par un traitement énergique approprié à la nature d'une maladie de ce genre, on peut en enrayer la marche, si on en soupçonne l'existence à temps. Il ressort de ces considérations que chaque fois qu'il n'est pas possible au médecin de trouver par l'exploration attentive de l'appareil génito-urinaire d'un individu, la raison de l'impuissance dont il se plaint, il lui faut pousser ses investigations plus loin encore, et alors même que rien ne peut dans l'état du malade lui faire soupçonner l'existence d'une lésion du système nerveux central, il est urgent qu'il fasse appel à tous les éléments de diagnostic que possède aujourd'hui la science pour découvrir le point du système cérébro spinal qui est affecté. Une

fois ce point découvert, le traitement de l'impuissance ne saurait être évidemment autre que celui de
la maladie qui en est la cause. Par conséquent toutes
les maladies du cerveau et de la moelle de l'épine,
anémie, congestion, hémorrhagies, ramollissement,
hydatides du cerveau, inflammation des ménin-
ges, exostoses intra-crâniennes, tumeurs de toute na-
ture, scléroses, etc., peuvent être des causes d'anaphrodisie à différents degrés. Mais il ne faut pas
perdre de vue que l'impuissance n'est pas nécessai-
rement le résultat et la première manifestation de
ces affections; parfois en effet, quoique beaucoup
plus rarement, le premier phénomène qui les révèle
à l'observateur attentif c'est au contraire l'état de
surexcitation et d'éréthisme de l'organe copulateur.

Ce serait aussi une erreur de croire que plus la
maladie du système nerveux est grave et avancée, et
plus l'impuissance est prononcée; nous avons souvent en effet vu des malades atteints d'affections
paralytiques confirmées, venir nous consulter, non
pour les troubles apportés par ces maladies dans leur
motilité ou dans leur sensibilité générales, mais uniquement parce qu'ils se préoccupaient de la diminution de leur énergie virile. Chez certains malades, la
désorganisation de la pulpe nerveuse peut se faire,
par exemple, de façon à déterminer une perte à peu
près absolue de la faculté de locomotion, avant que
les fonctions de reproduction aient encore pour
ainsi dire, subi aucune atteinte appréciable.

Nous avons, à ce propos, conservé le souvenir
d'un sieur D., qui, par suite d'un ramollissement

cérébral et médullaire, avait, à peu de choses près, perdu l'usage de l'intelligence, de la parole et des jambes, et qui, dès qu'une femme approchait de son lit ou de son fauteuil, entrait en érection et faisait tous ses efforts pour attirer son attention sur cet état et pour la solliciter à des attouchements lubriques. Notre distingué confrère et ami, le Dr Danet, nous a même cité le fait d'un de ses malades âgé de 75 ans qui, parvenu à la période ultime d'un ramollissement cérébral, mourut ASSASSINÉ par les complaisances odieuses de la gouvernante préposée à sa garde.

Le traitement de l'impuissance, dépendant d'une affection des centres nerveux, ne saurait être indiqué ici avec quelque précision, car, nous le répétons, on ne doit chercher lorsqu'on sait avoir affaire à des lésions cérébrales et médullaires, uniquement qu'à enrayer la désorganisation de la substance nerveuse par un traitement énergique, et ce ne doit être que lorsque l'anaphrodisie persiste après que la maladie du cerveau ou de la moelle a disparu, qu'on institue un traitement spécial, destiné à rendre au malade le libre exercice de sa virilité.

Impuissance produite par une lésion des nerfs qui se distribuent aux organes génitaux et aux muscles annexes.

Nous avons vu que plusieurs ordres de causes concouraient à produire la rigidité du membre viril ; il est donc bien aisé de comprendre, alors même que l'intégrité du cerveau et de la moelle épinière est complète, que toute affection d'un ou de plusieurs des nombreux filets nerveux qui animent les diverses parties constituantes de l'appareil de l'érection, peut être une cause d'impuissance, soit en privant l'organe copulateur de sa sensibilité, soit en interrompant sa communication avec le cerveau.

La section d'un nerf, sa compression par une tumeur développée dans la région qu'il occupe ou par un organe voisin déplacé ou hypertrophié, sa dégénérescence elle-même, peuvent produire la paralysie de la verge et par suite l'impuissance. Le diagnostic de la lésion est souvent des plus difficiles, parfois même il est impossible à établir, car la lésion du nerf ou la maladie des organes voisins qui est la cause déterminante de l'anaphrodisie sont trop profondément situées dans l'abdomen pour qu'on puisse toujours, par une exploration directe, s'assurer de leur existence.

L'anaphrodisie qui résulte de ces affections est plus ou moins prononcée, suivant que le nerf atteint anime une portion de l'appareil de l'érection jouant un rôle plus ou moins important dans ce phénomène physiologique; nous devons ajouter qu'il est bien rare que le défaut d'érection dépende d'une lésion nerveuse unique. Or, comme c'est seulement en s'attaquant à la lésion ou à la maladie du nerf cause efficiente de l'impuissance qu'on peut espérer obtenir sa guérison, on peut préjuger que ce ne sera le plus souvent qu'après des tâtonnements bien longs et par une étude minutieuse du malade, que le médecin parviendra à triompher du mal, lorsqu'il n'existe pas des désordres irréparables, ce qui malheureusement est très fréquent dans les cas d'impuissance due à des lésions de cette nature.

Impuissance produite par un trouble du système nerveux sans lésion.

NÉVROSES.

Il arrive parfois qu'il est impossible au médecin de constater l'existence d'une lésion du système nerveux capable d'expliquer un cas d'impuissance.

Les autopsies même ne révèlent dans certaines circonstances rien sur la nature de la cause productrice de l'anaphrodisie; cela veut-il dire que la perte des fonctions viriles puisse survenir sans qu'il existe dans l'organisme une altération quelconque à laquelle on puisse la rattacher? Oui, sans aucun doute!

On n'a pas du reste besoin de preuves plus certaines de la véracité de cette assertion que l'existence des névroses et des vésanies si communes que le médecin est journellement appelé à traiter, et qui intéressant tantôt les organes, tantôt l'intelligence, ne peuvent être attribuées à aucune lésion d'aucun des appareils organiques.

On voit donc que l'impuissance peut exister sans qu'il soit possible de trouver un point de l'organisme de l'altération duquel elle dépende. Il arrive aussi qu'on peut rattacher parfois la perte de l'énergie virile à des névroses d'autres appareils que celui de la génération. L'estomac est après le cerveau de tous nos organes celui dont les troubles fonctionnels ont le plus d'influence sur l'exercice du coït, et nous pou-

vons même affirmer que 7 fois sur 10, dans le cas
d'impuissance, il est facile de constater la corrélation
évidente qui existe entre ce viscère et l'appareil de
la génération.

Combien de fois ne nous est-il pas en effet arrivé,
après avoir épuisé sans succès par un examen scrupuleux du système nerveux et de l'appareil de la génération toutes les chances, de trouver, dans une lésion
organique quelconque, l'explication de la frigidité
d'un malade, de nous apercevoir que l'unique cause de
la maladie résidait dans l'irrégularité des fonctions
de l'estomac! Il nous suffisait alors de nous attaquer
à l'affection stomacale et de la vaincre pour voir ses
forces renaître et en peu de temps l'anaphrodisie disparaître. On voit donc qu'il est de toute nécessité
d'interroger les malades avec le plus grand soin et
de passer en revue les divers appareils organiques,
quelque éloignées que puissent paraître au premier
abord les relations qu'ils affectent entre eux : faute
de ces précautions on courrait grand risque de n'avoir
aucun succès dans le traitement de l'impuissance,
alors que au contraire on pourrait à la plus grande
gloire du médecin et au grand profit du malade parvenir à reconstituer l'énergie copulatrice qui lui fait
défaut, en guérissant à peu de frais des troubles digestifs causes de tout le mal.

Il est une affection qui détermine maintes fois
l'impuissance, c'est la *spermatorrhée*. Or cette maladie qui peut dépendre de lésions de différente nature
est fréquemment aussi due à des troubles du système
nerveux sans altération organique d'aucune sorte.
Il existe en effet une véritable névrose de l'appareil

excréteur du sperme dont l'effet immédiat est l'émission involontaire de ce liquide soit le jour, soit la nuit, le malade en ayant le plus souvent conscience, mais parfois aussi la pollution se produisant à son insu. On comprend que des pertes trop répétées de fluide séminal ont pour effet immédiat l'affaiblissement général de l'individu, puis ensuite la diminution, et enfin la perte totale de sa puissance virile, et cela plus ou moins rapidement et proportionnellement à la fréquence et à l'abondance des émissions de semence.

Il faut donc que le médecin intervienne énergiquement et sur l'heure, dès qu'une maladie de ce genre est constatée, car il est bon d'être prévenu que plus la spermatorrhée est ancienne, et plus difficile en est le traitement et la guérison ; soignée au contraire dès le début, les moyens ordinairement employés dans le traitement de cette maladie ont toute chance de réussir et réussissent en effet le plus souvent. Il est très rare que l'anaphrodisie persiste une fois les pertes séminales arrêtées, et généralement même les forces viriles sont progressivement récupérées par malades, dès qu'elles deviennent moins fréquentes.

Nous devons ajouter que le traitement de la spermatorrhée, lorsqu'elle ne peut être rattachée à aucune lésion de l'appareil génito-urinaire, est des plus délicats et qu'il est impossible de fixer ici des règles immuables de conduite. En effet, ce qui réussit chez un malade échoue chez un autre, et à notre grande honte nous devons ajouter que ce n'est le plus souvent qu'après bien des tâtonnements qu'on voit tel ou tel moyen thérapeutique réussir.

Somme toute, c'est encore de l'emploi simultané de l'électricité et de l'hydrothérapie que l'on a le plus de chances d'obtenir de bons résultats : dans certains cas on fait bien de recourir à des applications du congesteur qui, en appelant mécaniquement le sang dans le membre viril, finit par produire une réaction favorable.

Certains individus, quelle que soit la vigueur et la durée de leurs érections, ne peuvent lors du coït obtenir la moindre émission de sperme. Cet état singulier qui a reçu le nom d'*aspermatisme* est évidemment dû à un spasme des canaux éjaculateurs, phénomène d'autant plus prononcé que l'érection est plus vigoureuse et qu'il se produit chez un sujet plus nerveux. On ne saurait attribuer ce défaut d'éjaculation à une disposition spéciale du veramontanum notée par certains auteurs, ou à la présence d'un rétrécissement de l'urèthre. Ce qui démontre d'une façon péremptoire la vérité de cette assertion, c'est que chez les hommes atteints de cette infirmité, des pollutions abondantes peuvent avoir lieu pendant le sommeil, lorsque l'appareil génital est soustrait à l'influence cérébrale.

On ne doit donc voir dans cette singulière affection qu'une cause de stérilité et non d'impuissance puisque ceux qui en sont atteints peuvent se livrer au coït. Il peut en outre parfaitement se faire que la guérison soit obtenue subitement, grâce à une perturbation morale vive ou à une maladie intercurrente, ainsi qu'il nous a été permis de l'observer.

Impuissance produite par une perversion de l'imagination.

CAPRICE, AMOUR-PROPRE, TIMIDITÉ, etc.

Il n'est personne qui ne sache quelle est l'influence considérable qu'exerce l'imagination sur les organes génitaux. La seule idée de la possession de l'objet aimé qu'on se plaît à embellir à ses propres yeux en lui prêtant souvent des qualités qui lui font défaut, mais de l'absence desquelles, véritable intéressé, on est pourtant le seul à s'apercevoir, suffit pour enflammer les sens bien longtemps avant que le moment tant désiré arrive. L'imagination, volant rapidement sur les ailes du désir, vous fait à l'avance goûter des voluptés ineffables en vous représentant des beautés que pourtant l'on ne possède point encore, et l'excitation génitale parvient quelquefois même à un tel paroxysme qu'il n'est pas rare d'observer, chez des jeunes gens sur le point de se marier et faisant à leur fiancée la cour obligatoire que nos mœurs rend pourtant si réservée, de véritables crises nerveuses plus ou moins graves dont le point de départ réside dans un éréthisme génital presque constant sans conclusion naturelle, produit d'une part par la vue et la fréquentation quotidienne de la jeune fille, et de l'autre par le souvenir des charmes entrevus, et par la seule idée de leur possession future.

Il est aisé de comprendre que puisque la pensée seule d'un rapprochement sexuel avant même que la moindre privauté ait eu lieu, suffit pour produire un tel ébranlement nerveux, dans certaines circons-

tances le contraire peut avoir lieu. Il est assez fréquent lorsqu'on s'occupe spécialement des affections
des organes génitaux de recevoir les confidences de
nouveaux mariés fort épris de leur femme, qui à
leur grand désespoir voient la nuit de leurs noces :
« ce qui donne la vie au monde, rester mort et froid
en eux. » Quels que soient leurs désirs, eux qui la
veille encore donnaient la preuve de la plus mâle
vigueur par des érections persistantes déterminées
par le seul espoir du bienheureux moment, se trouvent réduits à l'impuissance la plus complète lorsqu'ils se trouvent à même de satisfaire leur passion.

Alors souvent se produit ce fait bien connu d'un
homme qui, absolument impuissant avec une femme
qu'il aime et qu'il désire avec ardeur, peut au contraire accomplir avec une autre pour laquelle il
n'éprouve que de l'indifférence et souvent même du
mépris, un coït régulier et facile. La crainte de se
voir tourné en ridicule par l'objet aimé, si l'on
renouvelle infructueusement des tentatives de rapprochement, paralyse momentanément une fonction
sur laquelle nous savons que l'imagination possède
une si grande action. Il suffit en effet que se sous-
trayant momentanément par un artifice quelconque
à sa funeste influence un rapprochement avec la
femme désirée puisse être effectué une seule fois
pour qu'immédiatement l'impuissant de tout à
l'heure récupère la plénitude de sa puissance virile,
et en abuse même en voulant donner des preuves
trop fréquemment réitérées d'un amour dont il craint
qu'on ait douté jusque là.

Si nous voulions énumérer simplement tous les

faits bizarres d'anaphrodisie déterminés uniquement par une perversion de l'imagination, observés par nous ou relatés par les auteurs qui se sont occupés de la question, nous n'aurions certes pas de trop d'un gros volume pour les y renfermer.

Tel qui est entré pour la première fois dans la lice amoureuse avec une femme blonde n'éprouve de désirs et ne peut accomplir le coït qu'avec des femmes blondes.

Tel autre n'ayant possédé sa première maîtresse qu'habillée d'une certaine façon et dans une position particulière reste froid et insensible aux caresses des femmes qui s'offrent à lui dans d'autres conditions.

Un de nos écrivains les plus distingués épouse une dame veuve qu'il aime depuis de longues années, et avec laquelle il a eu de fréquents rapports intimes, mais seulement toujours dans une position gênée et avec la préoccupation d'être surpris par le mari de sa belle. Le soir de ses noces il peut enfin pour la première fois serrer dans ses bras sans contrainte et sans crainte une épouse adorée qu'il va posséder légitimement : il se réjouit à l'idée du bonheur qu'il va éprouver, mais quel n'est pas son désespoir lorsqu'il se voit privé d'érection et incapable de lui prouver sa tendresse.

Nous avons reçu les confidences d'un jeune homme de 25 ans, beau, bien fait, possédant des organes génitaux bien proportionnés, d'une excellente constitution, doué d'une fortune considérable lui permettant de choisir parmi nos plus jolies hétaïres celle qui lui semblait avoir le plus de chances apparentes de le faire sortir de sa froideur sexuelle, qui n'a jamais pu, quelques séduisantes que fussent les femmes auxquelles il avait affaire, obtenir à leur contact la moindre érection. Mais dès qu'il se trouve seul, les désirs les plus violents s'emparent de lui, le souvenir des beautés de celle qui tout à l'heure le trouvait de glace à son côté, lui procure des érections vigoureuses et de longue durée, eh bien, si à ce moment même il vole dans les bras de sa fausse maîtresse pour lui témoigner son ardeur, quels que soient les raffinements amoureux employés par elle, quelle que soit en un mot sa complaisance, il lui est impossible non pas seulement de se livrer au coït, mais encore d'obtenir la plus faible érection.

De même lorsque dévoré de désirs fougueux que sa robuste constitution et ses 25 ans rendent pour ainsi dire intolérables il veut porter la main sur lui pour obtenir un soulagement artificiel, l'érection cesse immédiatement et ce n'est alors qu'en se frottant sur ses draps que l'infortuné obtient l'émission d'un sperme abondant et renfermant de nombreux spermatozoïdes,

Le regretté Duchenne (de Boulogne) nous a cité le cas d'un jeune ministre protestant, qui follement épris d'une demoiselle que ses parents refusaient de lui laisser épouser, ayant fini après deux ans de luttes par obtenir sa main, ne pouvait parvenir à accomplir l'acte conjugal que lorsqu'il se trouvait à moitié pris de boisson, et alors que des érections énergiques se produisaient loin d'elle à la seule idée de sa possession.

Un de nos amis avait vécu pendant de longues années avec une femme qu'il aimait profondément,

5.

mais dont il dut se séparer pour obéir aux vœux
de sa famille en contractant une union régulière
avec une jeune fille charmante, bien digne d'in-
spirer des désirs. Sa maîtresse furieuse de son
abandon et voyant que ses prières ne pouvaient obtenir de lui qu'il renonçât à ses idées matrimoniales,
lui dit dans un moment de fureur jalouse « vas, tu
auras beau faire, mon souvenir te poursuivra sans
cesse, même jusque dans les bras de ta femme, et
t'empêchera d'en jouir. » Elle ne croyait certes pas
être si bon prophète, car en effet il fut impossible
pendant plus de trois mois à son infidèle amant d'user
de ses droits conjugaux, et ce ne fut qu'à la longue
et petit à petit qu'il retrouva son énergie virile.

Un jeune homme de 26 ans qui sous l'influence
d'idées religieuses poussées jusqu'à l'exaltation mys-
tique, avait conservé jusqu'à son mariage *sa robe
d'innocence*, quelque lourde à porter qu'elle lui
parût parfois, épouse une jeune fille qu'il aime depuis
son enfance. Il avait fait vœu au pied des autels de
consacrer à Dieu le premier mois de son mariage en
ne touchant à sa femme qu'à l'expiration des trente
jours de continence qu'il s'était imposé, mais l'ardeur naturelle de son tempérament fait que ce
n'est qu'à grand'peine qu'il parvient à résister aux
tentations sans cesse répétées que détermine la coha-
bitation avec une femme adorée.

Ses érections sont fréquentes, complètes, si vigoureuses qu'elles en sont même douloureuses, plusieurs
pollutions diurnes et nocturnes se produisent pendant
le cours de ce long mois, et nous le répétons il lui
faut faire appel à toute son énergie pour lutter avec

avantage contre ce qu'il croit être les embûches d'un démon jaloux de lui faire trahir son serment. Enfin le terme fixé par cette monomanie religieuse est arrivé, il va enfin pouvoir posséder sans remords celle que Dieu lui a donnée, mais hélas, lorsque l'heure du berger sonne il ne peut que constater son impuissance, et c'est en vain que de tendres caresses lui sont prodiguées par son épouse, les érections si vigoureuses la veille ont cessé comme par miracle, et à une excitation génésique furieuse a succédé une frigidité complète.

Ce ne fut que grâce à une séparation d'un mois d'avec celle qu'une fausse interprétation des sentiments religieux lui avait fait délaisser, qu'il put enfin après une si triste attente, accomplir ses devoirs d'époux.

Certaines maladies ont le triste privilège de jeter une perturbation profonde dans l'exercice des fonctions génitales par suite des idées mélancoliques qu'elles engendrent. En première ligne il faut citer les affections vénériennes, alors surtout que malgré les traitements suivis elles laissent à leur suite persister soit un écoulement (*blennorrhée*), soit des traces presque effacées d'éruptions syphilitiques.

Les excès de travail intellectuel sont aussi assez souvent la source d'un affaiblissement ou d'une perte même du sens génésique, néanmoins ce serait une erreur de croire que les hommes de cabinet et de science sont en général peu portés vers les plaisirs vénériens, le contraire en effet a souvent lieu et à Newton, qui mourut vierge, on peut opposer Bichat qui comme on sait n'était pas précisément un modèle de continence. Il serait facile de multiplier les exemples d'hommes distingués dans les sciences, les lettres et les arts, qui ont offert dans leur vie l'exemple du travail exagéré marchant de pair avec les plaisirs de l'amour poussés même pour certains d'entre eux jusqu'à la licence. Quant à l'opinion de Dufresny qui prétend que « un génie marié est un génie stérile » et que « comme les productions de l'homme sont bornées il faut opter de laisser à la postérité ou des ouvrages d'esprit ou des enfants », nous n'y voyons qu'une recherche paradoxale, car il n'est personne qui ne connaisse des exemples d'hommes d'une très grande valeur intellectuelle ayant procréé une nombreuse lignée d'enfants souvent dignes de leur père, sous tous les rapports.

Le traitement de l'anaphrodisie par perversion de l'imagination est essentiellement du ressort de la médecine morale, c'est-à-dire que ce n'est qu'en s'adressant à l'imagination du malade qu'on peut espérer obtenir un heureux résultat. On comprend combien le rôle du médecin est complexe dans ce cas, et de quelles ressources doit être pour lui la connaissance exacte du caractère de son client et du milieu dans lequel il a été élevé aussi bien que de celui dans lequel il vit, etc. Il est de toute nécessité qu'une confiance réciproque sans limites unisse le médecin et le malade, car en célant la moindre chose, ce dernier s'expose à retarder sa guérison en faisant faire fausse route au praticien auquel il s'adresse; d'un autre côté, l'influence morale jouant ici un très grand rôle si l'homme de l'art ne possède

pas à un haut degré, le savoir, le tact le plus fin et
une connaissance approfondie des ressorts qu'il lui
faut faire jouer pour agir favorablement sur l'esprit
d'un homme qui n'est réellement impuissant que par
suite d'une imagination maladive, ses soins reste-
ront infructueux et pourront même aggraver la perturbation morale du malade en lui ôtant toute confiance dans la valeur des moyens proposés. Est-ce à
dire que le traitement de l'impuissance de cause
morale doive toujours être uniquement moral? Non,
certes, et le plus souvent même il faut recourir à
titre d'adjuvants à des moyens thérapeutiques assez
complexes faute desquels on courrait grand risque
de ne faire rien qui vaille.

Impuissance produite par une altération du sang
(ANÉMIE, CACHEXIES, DIABÈTE SUCRÉ, GOUTTE, INTOXICATIONS).

Nous croyons inutile de nous appesantir sur l'anaphrodisie symptomatique d'une *anémie* profonde; la
débilité générale de l'organisme que détermine cette
maladie est trop connue pour que nous insistions
davantage. Quant au traitement à opposer à l'impuissance qui en est le résultat, il ne peut être autre
que celui de l'anémie en général, qui basé sur les
toniques et les reconstituants est par conséquent des
plus complexes.

*Les cachexies cancéreuses, syphilitiques, tuber-
culeuses* sont aussi, comme on le comprend facilement, des causes d'impuissance d'autant plus incu

rables que la maladie offre. une forme plus grave et
affecte plus profondément et depuis plus longtemps
l'organisme. A ce sujet disons que si parfois on observe par exemple des phthisiques qui conservent
jusqu'à la fin l'intégrité relative de leurs fonctions
sexuelles et qui peuvent encore, quel que soit leur
degré d'épuisement pour ainsi dire à la veille de leur
mort, se livrer au coït, il ne s'ensuit pas, ainsi qu'on
le croit généralement à tort, que les poitrinaires
soient très portés vers les plaisirs vénériens.
Le plus souvent en effet c'est le contraire qui a
lieu : en y réfléchissant bien peut-on concevoir qu'il
en soit autrement, et que l'homme miné par la
phthisie conserve avec un appétit sexuel prononcé,
la faculté de le satisfaire. Ce que nous disons ici de
la cachexie tuberculeuse est à plus forte raison applicable à l'état de débilité qui résulte de la diathèse
cancéreuse. Quant à la syphilis, si le plus généralement sa funeste influence ne se fait sentir que d'une
façon peu accusée sur les organes génitaux au point
de vue qui nous occupe, cela tient à ce que mieux
connue de jour en jour elle est aussi mieux soignée
et que les malades et les médecins ne lui laissent
pas le temps de produire des ravages considérables.

M. Bourguignon a communiqué à l'Académie de
médecine, le 12 juillet 1842, une observation des
plus curieuses d'anaphrodisie complète due évidemment à la cachexie syphilitique. Mais dans ce cas
encore il faut attribuer à l'insuffisance aussi bien
qu'à la mauvaise direction de traitement suivi par le
malade, les tristes accidents observés chez lui.

Au bout de trois mois, l'exostose avait presque

disparu et quelques érections incomplètes commen-
çaient à se manifester; en un mot, le sieur P.., était
en voie de reconquérir ses facultés viriles.

Le *diabète sucré* ne tarde pas à produire d'abord
une diminution progressive des désirs vénériens,
puis une frigidité presque complète chez certains
sujets, et qui n'est pas ainsi qu'on pourrait le supposer en rapport avec la quantité de sucre que renferment les urines. Quoi qu'il en soit, il est toujours
sage d'analyser, au point de vue du sucre, les urines
de tout homme qui, jeune encore, se plaint d'un affaiblissement notable de son énergie virile. Il est
bon de savoir à ce propos que le meilleur conseil
qu'on puisse donner à un diabétique, c'est de se livrer
quotidiennement à un exercice un peu violent, qui
suffit souvent à atténuer le fâcheux retentissement
de la maladie sur les organes génitaux.

« J'ai connu, dit Trousseau, des glycosuriques
qui, au moment des chasses, cessaient de boire et
d'uriner avec autant d'abondance, retrouvaient leurs
forces, leur appétit, et récupéraient, malgré les fati-
gues, leurs facultés viriles perdues dès le début de
la maladie. »

Toutes les *maladies des reins*, et notamment la
néphrite albumineuse (*maladie de Bright*), produisent
aussi l'anaphrodisie à des degrés divers.

Sous l'influence de l'intoxication du sang, produite
par l'introduction dans l'économie du principe morbide *diphthéritique*, il n'est pas rare d'observer de
l'anaphrodisie. Ce phénomène est souvent le premier
à indiquer au médecin soigneux le début de paralysies très graves qui, lorsqu'elles ne sont pas prises à

temps et jugulées dès leur apparition, sont longues et difficiles à guérir. Il suffit quelquefois d'une simple *angine couenneuse* survenue chez un homme jeune et plein de vigueur, et alors que tout semble être terminé du côté de la gorge, pour déterminer une perte momentanée de la virilité.

La goutte, quoique bien plus rarement et cela seulement à la longue, peut déterminer l'anaphrodisie. Nous devons dire à ce sujet que le fait d'un goutteux jeune et impuissant, ne s'est jamais offert à notre observation et que nous n'avons jamais constaté l'anaphrodisie que chez des vieillards usés par les souffrances de cette cruelle maladie et dans le cas seulement d'une goutte de la plus maligne espèce.

On sait que *le plomb*, qui est aujourd'hui si nécessaire à l'industrie et d'un emploi si généralement répandu pour tous les usages de la vie, est un des poisons les plus violents qui existent. Ce sont surtout les ouvriers chargés de façonner ce métal ou en le combinant avec d'autres corps, de fabriquer des composés plombiques de différente nature, tels, par exemple que la céruse (*carbonate de plomb*), qui, exposés quotidiennement à ses émanations, sont frappés d'intoxication saturnine et atteints des différentes formes morbides que revêt cette affection (*coliques, paralysies, encéphalopathie*, etc.) Un observateur des plus distingués, Tanquerel des Planches, qui a écrit une excellente monographie des maladies dues à l'absorption du plomb a noté, chez les malheureux ainsi empoisonnés, une anaphrodisie très fréquemment complète.

Il s'agissait d'un nommé P..., graveur, âgé de 20

ans, entré au mois de juillet 1830, dans le service de M. Puche pour un chancre induré du méat. C'était un fort gaillard, à formes athlétiques, plein de santé. Après deux mois de séjour à l'hôpital pendant lesquels il avait été soumis à un traitement local et à des frictions mercurielles sur les cuisses, il sort guéri. En 1832, plaques muqueuses; en 1833, parfait état de santé apparent; en 1835, en Afrique, éruption d'une syphilide pustuleuse : traitement insuffisant à l'hôpital militaire; en 1838, céphalalgie très vive traitée par un vésicatoire sur toute la tête.

A partir de ce moment, il s'opère chez le sieur P... une étonnante transformation. La barbe noire et fournie tombe poil à poil. Les membres s'atrophient ainsi que les organes génitaux. La céphalalgie ne cède qu'à l'application d'un moxa.

En 1839, il reçoit son congé définitif et veut essayer ses facultés viriles mais inutilement; il y a impossibilité complète à exercer le coït; une masturbation prolongée seule peut lui procurer, sans la moindre éjaculation, une sensation voluptueuse presque nulle.

En 1841, une exostose de chaque côté du frontal se déclare et produit des douleurs nocturnes intolérables.

Le 26 janvier 1842, il rentre dans le service de M. Puche. Ses traits portent l'empreinte d'une vieillesse anticipée, son regard est craintif, sa démarche chancelante, ses mouvements lents. Sa peau est d'une parfaite blancheur, un léger duvet la recouvre à peine dans les endroits où des poils abondants existaient autrefois. Les organes génitaux sont ceux

d'un enfant de 5 ans, et le toucher perçoit difficilement deux apparences de testicules gros comme de
petites noisettes. M. Puche prescrivit l'iodure de
potassium et le mercure, une alimentation très tonique, ce qui ne tarda point à enrayer les progrès
terrifiants de cet étiolement général.

« Les désirs vénériens, dit-il, paraissent anéantis
et nous n'avons jamais observé d'érection ni d'éva-
cuation de sperme pendant les plus violents accès
de douleur même lorsque les testicules étaient fortement tirés vers l'anneau inguinal. »

L'intoxication par *les vapeurs du charbon*, alors
que les sujets qui ont été asphyxiés momentanément sont revenus à la vie, laisse souvent à sa suite
les organes génitaux dans un état de torpeur très
prononcée qui peut persister pendant un temps assez
long. Fodéré cite le cas d'un homme de 40 ans qui
ayant échappé à la mort dans un cas d'asphyxie par
l'oxyde de carbone, resta tellement insensible à toutes les caresses de sa femme qu'il lui fut impossible
pendant six mois d'exercer le coït.

D'après le Dr Delpech, les ouvriers occupés à la
fabrication du caoutchouc, et par cela même forcés
de manier du *sulfure de carbone*, sont très souvent
réduits à l'impuissance la plus absolue. C'est dans
ce cas au phosphore qu'on devra avoir recours, mais
à très faibles doses et avec la plus extrême prudence.

Orfila prétend avoir observé aussi chez les ouvriers
qui travaillent l'*antimoine* : « la flaccidité de la
verge, son atrophie et celle des testicules, le dégoût
du coït, et une anaphrodisie complète. »

Enfin pour terminer disons que le poison le plus

répandu dans toutes les classes de la société, l'*al-cool* puisqu'il faut l'appeler par son nom, est une des causes les plus fréquentes d'anaphrodisie. Pris à doses très modérées et de temps à autre seulement il agit au contraire d'une façon favorable sur les organes génitaux et favorise l'érection en les stimulant doucement. Pris journellement et à doses croissantes il finit au contraire par éteindre l'énergie virile et par faire disparaître tout désir sexuel. L'alcoolique s'émascule peu à peu lui-même, s'il nous est permis de nous servir de cette expression, et son abjecte passion ne tarde pas à détruire chez lui toute virilité, aussi bien morale que physique.

L'abus du tabac sous toutes ses formes de consommation, qu'il soit prisé, fumé ou chiqué, produit aussi chez certains sujets quoique l'on ait soutenu le contraire, une impuissance plus ou moins prononcée. Nous avons fréquemment constaté qu'il était responsable de tout le mal dans des cas où il n'était pas possible d'attribuer à une autre cause l'anaphrodisie dont se plaignaient les malades. Du reste plusieurs fois il nous à suffi de conseiller de cesser son usage pour voir au bout de peu de temps l'énergie virile reparaître, alors même que tout le traitement prescrit par nous avait consisté dans cette unique recommandation.

Mais ce serait une erreur de croire qu'il suffira dans tous les cas de conseiller aux malades de cesser l'usage du tabac pour leur voir récupérer toute leur énergie virile, l'action malfaisante de cet agent est loin d'être si fugace; le plus souvent ce ne sera que grâce à une longue abstinence et à un traitement réparateur plus ou moins prolongé, mais en tout cas d'une certaine durée qu'on parviendra à rendre aux malades tout ou partie de leur virilité.

Les fumeurs de cigarettes, spécialement nous a-t-il paru de celles renfermant du tabac d'Orient sont les plus exposés à l'affaiblissement de la virilité et c'est surtout chez ceux qui ont la pernicieuse habitude d'avaler la fumée qu'il nous a été permis de constater l'indéniable et funeste influence qu'exerce l'abus du tabac sur la fonction de reproduction. Pourrait-il en être autrement lorsqu'on sait de combien de troubles graves de la digestion, de la vue, et du cerveau il est responsable?

M. le Dr Martin Damourette a cité le cas d'un de ses clients âgé seulement d'une trentaine d'années, employé à la Manufacture des tabacs, qui avait vu ses forces viriles décliner rapidement sous l'influence des émanations du tabac auxquelles par suite de ses fonctions il était forcément exposé tous les jours. Il lui suffit de prendre un congé pour retrouver sa vigueur primitive.

Ségalas a eu aussi l'occasion de donner ses soins à un jeune homme habitué assidu d'un café dont les vapeurs de tabac viciaient l'atmosphère que le malade contribuait du reste pour sa part à rendre encore plus infecte en y fumant quotidiennement une vingtaine de cigares. Ayant renoncé sur le conseil de son médecin à fréquenter cet établissement et à l'usage du tabac il ne tarda pas à pouvoir exercer normalement le coït.

Impuissance produite par une maladie des organes voisins de l'appareil génital.

TUMEURS DÉVELOPPÉES DANS LE VOISINAGE ET S'OPPOSANT AU DÉVELOPPEMENT DU PÉNIS.

De même qu'un embonpoint exagéré (*obésité*) est quelquefois une cause relative d'impuissance par suite de la gêne qu'apporte au rapprochement sexuel l'existence de la véritable tumeur formée par l'abdomen, gêne si grande chez certains individus, que le coït ne peut avoir lieu que grâce aux postures les plus bizarres et les plus fatigantes ; de même une tumeur volumineuse développée dans les régions qui environnent les parties sexuelles interdit souvent le coït à celui qui la porte, alors même que les organes génitaux ont conservé leur intégrité absolue.

Il va sans dire que l'unique moyen de remédier à ce genre d'impuissance c'est dans le premier cas un traitement efficace amenant une diminution notable du volume de l'abdomen et dans le second l'ablation de la tumeur, s'il n'existe pas de contre-indication à l'opération, ou sa disparition par l'usage de moyens médicaux si la chose est possible.

Impuissance produite par l'ingestion de substances anaphrodisiaques.

Existe-t-il des substances douées de propriétés réellement anaphrodisiaques ? Oui certainement nous ne craignons pas de le dire, mais ce qu'il faut ajouter c'est que ce n'est que par suite d'un usage plus ou moins prolongé de ces agents que l'impuissance arrive.

Le *café*, dont certaines personnes font une si grande consommation, possède certainement une funeste influence sur les fonctions génitales. « De toutes les modifications organiques par lesquelles s'est révélée chez nous l'action du café, dit l'illustre Trousseau, une des moins douteuses et des plus prononcées que nous avions déjà pu constater dans d'autres circonstances, c'est celle qu'il exerce sur le sens génital pour en affaiblir l'énergie. Il n'est pas à notre connaissance d'anaphrodisiaque capable de réduire à une impuissance plus absolue. »

Linné appelait le café la *liqueur des chapons.*

Notre observation personnelle nous a confirmé la vérité de ces assertions et nous a permis de constater à plusieurs reprises chez des hommes de cabinet, magistrats, littérateurs ou autres forcés pour lutter contre leur sommeil dans leurs veillées laborieuses, de faire un usage immodéré de café, l'influence nettement anaphrodisiaque de ce liquide pris à hautes doses. Pour résumer la question, disons que bien évidemment ce ne sera pas à la dose quotidienne d'une ou deux tasses que le café fera sentir au buveur sa triste influence, mais que si, par besoin ou par goût, on en fait abus, comme certaines personnes qui ne craignent pas d'en absorber plusieurs litres par jour, on ne tardera pas à voir ses forces viriles décliner rapidement. De même si un homme chez lequel le sens génital est déjà affaibli pour telle ou telle cause, en prend tous les jours une certaine quantité, ses

effets anaphrodisiaques ne feront que s'ajouter à ceux
de la cause efficiente première de l'anaphrodisie.

DE LA MÉDICATION APHRODISIAQUE
EN GÉNÉRAL.

MÉDICAMENTS APHRODISIAQUES.

On vient de voir que chaque cas d'impuissance demande pour ainsi dire un traitement différent, et si
l'on s'est bien pénétré de l'esprit scientifique qui a
présidé à notre travail, on peut aisément se rendre
compte de l'impossibilité où se trouverait le médecin
s'il voulait prescrire un médicament doué de propriétés stimulantes spéciales sur l'appareil de l'érection, applicable à tous les cas. Faut-il conclure de
cela qu'il n'existe pas d'agents médicamenteux doués
d'une action stimulante assez certaine sur les organes
de la génération, pour qu'on puisse, dans la généralité des cas, compter sur eux, lorsqu'on veut réveiller
le sens génésique défaillant? C'est ce que nous allons
examiner.

En mettant de côté les cas d'impuissance dont le
traitement est uniquement du ressort de la chirurgie, il existe d'assez nombreuses circonstances dans
lesquelles l'anaphrodisie ne tenant qu'à des troubles
nerveux sans gravité ou à un état de débilité générale et surtout locale, un médicament réellement
aphrodisiaque ferait merveille. Nous avons exposé,
en effet, et chacun sait qu'il suffit parfois à certaines
personnes privées d'érections, même depuis un temps
assez long, de pouvoir une seule fois accomplir un

coït régulier pour que le charme qui les tenait enchaî-
nés à la porte du temple soit rompu et pour qu'elles
retrouvent leur puissance copulatrice dans son intégrité. Certains sujets, sans être impuissants dans l'ac-
ception du mot, sont sur le point de le devenir, car
petit à petit leurs forces décroissent et ils voient
approcher le jour où ils ne pourront plus faire acte
de virilité.

Chez les uns, la faiblesse génitale ne peut être
attribuée, et cela souvent d'une façon prématurée,
qu'à l'inévitable influence des années; chez les autres
elle est le résultat d'excès qui ont tari momentanément la source des plaisirs; chez d'autres enfin, elle
est la conséquence naturelle de l'affaiblissement général de l'organisme tout entier ou de perturbations
du système nerveux produites par une grave maladie.

C'est dans les cas de ce genre qu'un coup de fouet
local est souvent nécessaire si l'on veut remettre les
choses en état plus promptement que ne sauraient
le faire les médications toniques et reconstituantes
ordinairement employées pour relever les forces générales de l'économie. Enfin, alors même qu'on ne
pourrait avoir la prétention de guérir radicalement
par la simple administration d'un médicament, l'impuissance déterminée par une cause organique dont
la cure est évidemment au-dessus des moyens de ce
genre, il n'en est pas moins vrai qu'il peut être très
utile de prescrire à titre d'adjuvant du traitement
qu'on a institué, des excitants spéciaux de l'appareil
de l'érection. En restituant un peu de vigueur aux
organes de la génération, on ne peut en tout cas, ce

qui n'est pas à dédaigner, que donner confiance aux malades et leur faire entrevoir un résultat favorable de la médication qu'on leur fait suivre.

Il est banal, pour les gens du monde, d'admettre sans plus ample informé les vertus aphrodisiaques de certains aliments et de certains condiments, tels que les truffes, la menthe, l'ail, le chocolat, la vanille, le poivre, le gibier, le poisson, etc., et de parfums tels que le musc, l'opopanax, etc. Tout le monde a entendu parler des dangereuses, mais efficaces propriétés de la cantharide et du phosphore; aussi n'est-il pas rare d'être consulté par des impuissants qui viennent solliciter de votre science et de votre complaisance une formule apte à leur faire recouvrer, ne fût-ce que momentanément, leur puissance copulatrice.

Voyons donc s'il est possible de satisfaire à ce desideratum et si véritablement il existe des corps doués de propriétés aphrodisiaques sérieuses.

Il est un fait indéniable, c'est qu'à la suite d'un repas composé d'aliments savamment épicés et arrosés de vins généreux, pris en quantité modérée bien entendu, on éprouve (à la condition d'avoir un bon estomac) un sentiment particulier de bien-être physique; le moral lui-même est soumis à cette heureuse influence, les idées noires et les préoccupations de la vie sont chassées bien loin: on éprouve le besoin de s'épancher; on était gai, on ne tarde pas à devenir tendre et comme l'a dit Désaugiers:

« Mais sans plus de commentaires,
Amis ne savons nous pas

> Que les noces de nos pères
> Finirent par un repas?
> Qu'on vit une nuit profonde
> Bientôt les envelopper,
> Et que nous vînmes au monde,
> *A la suite d'un souper.* »

Chacun de nous a pu observer sur lui-même d'heureux effets de ce genre et a pu apprécier à certains moments l'influence incontestable d'un fin repas sur l'énergie des fonctions viriles ; nous nous servons avec intention de l'expression *un fin repas*, car la manière dont les mets sont accommodés joue ici un grand rôle!

Celui qui aura mangé à son dîner des plats de haut goût savamment apprêtés par un grand cuisinier éprouvera à un bien autre degré la stimulation en question que celui qui aura fait un repas tout aussi copieux et composé d'aliments tout aussi nourrissants, mais préparés sans les mille raffinements de la grande cuisine.

Mais, nous dira-t-on, l'excitation génésique qui suit un semblable festin n'est que le résultat de la stimulation de l'organisme tout entier produite par l'ingestion d'aliments succulents et de vins généreux, et on aurait tort d'en conclure que les bons vins et les perdreaux truffés sont pour cela des aphrodisiaques au premier chef. A ceci nous répondrons que nous ne faisons que constater un fait, c'est que les aliments épicés, les truffes, le gibier, les vins vieux possèdent indirectement, soit, mais n'en possèdent pas moins la propriété de stimuler les appétits sexuels. Nous ne prétendons pas pour cela qu'il suffise de conseiller à un impuissant de manger des truffes et des écrevisses à la bordelaise et de boire du bon vin pour lui refaire... une virilité.

Un fait intéressant à noter, c'est que la qualité des vins a une réelle influence sur les fonctions génitales. Il est incontestable, par exemple, que tandis que les vins de Bordeaux et de Bourgogne et certains vins d'Espagne portent à l'amour, le vin de Champagne et les vins du Rhin, au contraire, possèdent une funeste influence sur l'érection pour peu qu'on en boive une certaine quantité. Pourquoi donc ne pas admettre que, puisque certaines boissons sont les ennemies de Vénus, il en est d'autres qui favorisent son culte, et du moment où on interdit les premières à un malade dont la virilité est en cause, pourquoi ne lui conseillerait-on pas l'usage de tel ou tel vin dont on connaît l'influence tonique sur les organes de la génération? On lui recommandera de même (sans pousser pour cela les choses à l'extrême), si son estomac le permet, une alimentation très réconfortante, le gibier, les épices, les truffes, le poisson, etc. A coup sûr il ne viendra à personne l'idée de conseiller à un homme qui se plaint d'impuissance de couper largement son vin, de manger des viandes blanches et des légumes en abondance, des pruneaux, etc., le tout sans assaisonnements.

Il ressort donc de ceci, c'est que déjà, au point de vue alimentaire, on voit que certains aliments doivent être conseillés dans le cas qui nous occupe, à l'exclusion de certains autres. Voyons maintenant si la matière médicale renferme des agents médicamenteux dont nous puissions prescrire l'usage?

Trois corps ont une action aphrodisiaque incontestable : ce sont la *Cantharide*, le *Phosphore* et la *Strychnine*. Malheureusement, ces substances sont en même temps douées de propriétés vénéneuses des plus énergiques; aussi demandent-elles à être maniées avec la plus extrême prudence si l'on ne veut pas s'exposer à produire les accidents les plus graves.

La *Cantharide* ne détermine l'érection du membre viril que par suite de l'irritation qu'amène son passage dans les voies urinaires; c'est particulièrement en exerçant sur le col de la vessie une action irritante et congestive que les préparations cantharidiennes produisent la rigidité du pénis. Ce n'est donc qu'en provoquant dans l'appareil urinaire un phénomène morbide plus ou moins accusé qu'on peut obtenir, par l'administration de ce médicament, l'effet désiré. De plus, il faut bien le dire, il est impossible de formuler une préparation renfermant de la cantharide qui convienne dans tous les cas, car indépendamment de la sensibilité spéciale de chacun, sensibilité qui, pour cet agent médicamenteux comme pour tous les autres, varie à l'infini, selon les susceptibilités individuelles, il est très important de tenir compte de l'état des voies urinaires des sujets auxquels on croit devoir le prescrire.

Absorbée en quantité trop considérable, la cantharide détermine la dilatation de la pupille, des vomissements, de la dyspnée et des inflammations graves des voies digestives; son action nocive sur l'appareil urinaire se traduit par des néphrites et des cystites, dont l'issue est souvent funeste.

Enfin les accidents les plus communs et les moins graves dus à son usage, même réservé, peuvent être des hématuries, de la dysurie très douloureuse et de la cystite du col. On voit donc avec quelle circonspection il faut recourir à ce dangereux médicament lorsqu'il existe déjà le moindre phénomène d'irritation en un point quelconque de l'appareil urinaire. L'homme de l'art serait donc coupable s'il mettait à la légère, entre les mains des malades, des préparations cantharidiennes, et ceux-ci s'exposeraient aux accidents les plus graves s'ils faisaient usage d'un médicament aussi dangereux sans avoir pris l'avis de leur médecin.

Tandis que l'afflux du sang dans la verge et par suite son érection n'est déterminée par l'absorption de la cantharide qu'au prix d'une irritation plus ou moins accusée de l'urèthre et de la vessie, le *Phosphore*, au contraire, ne produit ce résultat que parce qu'il possède les propriétés reconstituantes et stimulantes les plus énergiques. « A la dose d'un centigr. seulement, il produit l'accélération du pouls, et une élévation notable de la température du corps; sous son influence, la peau devient humide et chaude, l'activité mentale et le pouvoir musculaire s'accroissent, le sens génital enfin s'exalte. » (Gubler.)

Ces propriétés du phosphore n'ont rien qui doive surprendre, car à l'état de phosphates il constitue un des éléments les plus importants du corps humain, puisqu'on le rencontre en proportions considérables dans le sang, l'urine, les nerfs et les os. On observe assez fréquemment, après des excès de travail intel-

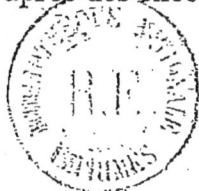

6.

lectuel et dans le cours de certaines maladies nerveuses, comme aussi par suite d'affections chirurgi-
cales qui ont nécessité des opérations très douloureuses, l'élimination par les urines, en quantités
considérables, des phosphates de l'économie (*diabète
phosphatique, phosphaturie*). Connaissant l'énorme
proportion de phosphore qui entre dans la composition de la substance nerveuse et des os, on peut dire
avec raison, dans ce cas, que les malades *pissent
leur cerveau et leurs os.* L'affaissement marqué des
fonctions cérébrales et l'anéantissement de l'énergie
musculaire étant du reste une conséquence immédiate de cette affection, ne font que justifier cette
pittoresque et significative expression.

La frigidité et plus tard l'impuissance sont naturellement le résultat de la *phosphaturie*; aussi l'indication
de restituer à l'organisme le phosphore que lui fait
perdre cette affection est-elle des plus nettes et des
plus formelles. Malheureusement ce corps est un
poison redoutable qui peut donner la mort à la dose
de *quelques centigrammes*, et dont les effets s'accu-
mulant rendent l'administration très délicate. On l'a
vu en effet, à doses relativement très faibles trou-
bler profondément la santé générale, et produire des
accidents graves. Aussi n'est-ce qu'à bon escient,
et après avoir tâté la sensibilité individuelle du malade à ce médicament pour proportionner les doses
qu'on lui administre et en en surveillant avec soin
les effets, qu'on doit y recourir. Nous parlons ici du
phosphore en nature, car l'usage des divers phosphates, dont l'efficacité quoique moins prononcée est
pourtant incontestable, est bien loin de présenter

les mêmes dangers, et de nécessiter par conséquent les mêmes précautions.

La Strychnine, principe actif de la noix vomique et de la fève de Saint-Ignace, possède des propriétés qui en font un des plus précieux médicaments que la science possède. C'est d'abord un tonique amer exerçant à petites doses une action bienfaisante et énergique sur les fonctions digestives dans un grand nombre de cas. En stimulant et en régularisant les fonctions de la moelle épinière, elle rend les plus grands services dans les paralysies sans lésions des centres nerveux. Elle possède, en outre, une action directe sur la fibre musculaire dont elle provoque les contractions.

D'après cela on peut juger *a priori* de son mode d'action dans la cure de l'anaphrodisie : d'un côté, en effet, en excitant les contractions des muscles des organes de la génération, elle facilite la rétention du sang dans les corps caverneux; de l'autre, par son action stimulante sur la moelle, elle favorise et régularise à la fois l'afflux nerveux nécessaire à la production de l'érection.

Quoique la *strychnine* soit comme la cantharide et le phosphore un poison très énergique, son emploi offre moins de dangers, car on peut avec bien plus de certitude en mesurer les doses d'après les effets qu'elles produisent. Des phénomènes physiologiques bien étudiés et toujours les mêmes, indiquent au médecin, dès leur apparition, qu'il ne doit pas dépasser la dose, et qu'au contraire même il doit la diminuer.

Non seulement on administre à l'intérieur les trois

substances dont nous venons de parler, mais encore
on les fait entrer dans la composition de pommades,
liniments, onguents, etc., dont les applications se
font suivant les indications sur le périnée, la racine
de la verge, la colonne vertébrale, etc. Quoiqu'il
soit important d'agir toujours avec prudence lorsqu'on manie des agents médicamenteux doués de
propriétés aussi toxiques, quelle que soit la forme
sous laquelle ils sont employés, on comprend que
leur usage est alors entouré de moins de périls.
Du reste, en même temps que nous prescrivons une
de ces substances à l'intérieur, nous avons l'habitude
de faire pratiquer au malade des frictions et des
onctions avec une pommade ou un liniment renfermant le même principe actif; nous avons observé
qu'administré de cette façon, le médicament avait
une action bien plus énergique et plus sûre.

Pris en petites quantités, car à fortes doses il
possède une action stupéfiante des plus marquées.
sur tous nos organes, l'*Opium* favorise l'afflux du
sang dans la verge en déterminant une parésie (paralysie incomplète) des nerfs vaso-moteurs, dont
l'effet est la dilatation des vaisseaux artériels des
corps caverneux. Un fait d'observation clinique
corrobore cette assertion : dans la blennorrhagie,
loin de calmer les érections, il ne fait au contraire
que les augmenter. On peut donc, dans le traitement de l'impuissance, mais disons-le, dans des circonstances bien rares, retirer quelque bénéfice de
son usage.

Tout ce que nous savons du mécanisme de l'érection nous permet d'affirmer, sans courir le risque

d'être taxé d'empirique, qu'en général tous les corps qui possèdent la propriété d'augmenter l'activité circulatoire peuvent trouver leur application dans la cure de l'impuissance.

On ne doit donc pas être surpris de voir indiquées par la plupart des auteurs qui ont traité la question, comme capables de stimuler les fonctions viriles, des plantes aromatiques telles que le gingembre, la cannelle, la menthe, la vanille, le roseau aromatique, le ginseng, l'absinthe, etc..... Il est bien évident que ce ne sera qu'à titre d'adjuvants et sans leur attribuer la même efficacité qu'aux médicaments dont nous venons de parler, qu'on les conseillera dans le cas qui nous occupe ; mais ce serait une erreur de nier leurs vertus et de négliger de les employer dans le traitement de l'impuissance, par cela seul que depuis des siècles elles sont d'un usage banal. Disons-le hautement, il y a presque toujours grand intérêt pour le médecin à fouiller au fond des formules compliquées et aujourd'hui démodées de l'ancienne pharmacopée, car souvent il y trouve, à son grand étonnement, des préparations excellentes et d'une réelle efficacité. Malheureusement les vieilles formules semblent si bizarres aujourd'hui, et il s'y trouve associés des corps de nature si disparate et doués de propriétés médicinales si différentes, dont les effets même semblent devoir se contrarier, qu'en général les médecins les rejettent à première vue sans se donner la peine de les expérimenter après en avoir simplifié la composition. Ce n'est pas de cette façon que nous avons procédé en nous livrant à nos études spéciales sur l'impuissance et son traitement. Frappé de voir les mêmes substances recommandées par tous les auteurs depuis les temps les plus reculés jusqu'à nos jours, nous avons cherché à nous rendre compte de leurs vertus aphrodisiaques et de leur mode d'action.

Si nous en avons reléguées certaines, telles que la poudre de rubis et d'émeraudes, etc., au fond des grimoires alchimiques dont elles sortaient, il en est bien d'autres, au contraire que nous avons recueillies et enregistrées avec soin dans le formulaire spécial de l'impuissance, parce qu'il nous a été permis de constater l'action favorable qu'elles exercent, soit directement, soit indirectement sur les organes de la génération dont elle nous ont paru propres à relever les forces dans la généralité des cas.

Il existe donc deux classes de médicaments auxquels on doit avoir recours dans le traitement de l'impuissance :

1º Ceux qui ont une action aphrodisiaque directe et très énergique sur les organes de la génération : ce sont la *Cantharide et la Strychnine;*

2º Ceux qui en activant la circulation générale et en augmentant par conséquent l'énergie des fonctions vitales agissent indirectement sur l'érection : ce sont à des degrés divers tous les *stimulants* en général, le *Phosphore* en tête, et, en particulier certaines plantes aromatiques.

En faisant entrer dans la composition de nos médicaments spéciaux en proportion variable ces diverses substances, nous avons obtenu des résultats inespérés, alors qu'en les employant séparément nous étions forcés, pour réussir, d'administrer à des

doses relativement très fortes, et par conséquent
dangereuses, le phosphore, la cantharide et la strychnine, les stimulants généraux ne jouissant pas de propriétés aphrodiasiques assez énergiques pour qu'on
puisse compter sur eux seuls, dans les cas d'impuissance sérieux.

DE L'HYDROTHÉRAPIE.

« On doit entendre par hydrothérapie la médication par l'eau, employée sous toutes ses formes et à
des températures variables, quoique en définitive
l'eau froide en soit la base (Beni-Barde). »

Le contact brusque de l'eau froide avec la peau
détermine par suite de la contraction des vaisseaux
capillaires, le refoulement du sang vers l'intérieur
du corps; un frisson plus ou moins intense, le phénomène connu sous le nom de chair de poule et la
pâleur des tissus correspondent à cette première
impression : une réaction plus ou moins franche ne
tarde pas à lui succéder. Cet état est caractérisé par
le retour du sang à la périphérie du à la dilatation
des capillaires, la rougeur de la peau qui en est l'in-
dice, l'élévation du pouls, l'augmentation de la température du corps; enfin un sentiment de bien-être,
d'énergie, de souplesse, succède à l'impression désa-
gréable du premier moment.

Suivant son mode d'application, l'eau froide produit sur l'organisme une action sédative ou une
action excitante. Lorsqu'elle est projetée sur le
corps avec une certaine force sous la forme de dou-

che générale ou localisée, elle produit une action excitante en rapport avec la sensibilité des sujets.

Simplement mise en contact avec la peau par immersion ou au moyen de lotions, l'eau froide possède, au contraire, une action tonique et sédative se manifestant lentement. Quant aux bains partiels ce sont des excitants locaux, agissant sur la partie immergée et parfois plus rarement par suite de sympathies nerveuses sur la partie correspondante du corps qui est en dehors de l'eau.

On peut juger par cela de quelles ressources peut être l'hydrothérapie dans le traitement d'une maladie telle que l'impuissance, due à des causes de natures si diverses et si souvent tenues sous la dépendance de troubles nerveux sans lésions. Mais il est bon de savoir aussi que cette méthode thérapeutique est une arme à deux tranchants; dans bien des circonstances, en effet, maniée par des mains inexpérimentées ou imprudentes, elle peut déterminer un résultat diamétralement opposé à celui qu'on se proposait d'atteindre; aussi conseillons-nous toujours par prudence de ne suivre un traitement hydrothérapique que sous la direction d'un médecin compétent.

Nous sortirions du cadre forcément restreint que nous nous sommes tracé si nous voulions exposer ici tous les cas d'anaphrodisie auxquels cette médication peut convenir; mais ce que nous venons de voir de son mode d'action peut permettre d'affirmer qu'on n'aura qu'à se féliciter de son emploi dans le traitement de l'affection qui fait le sujet de ce livre; soit qu'on veuille obtenir promptement un effet excitant sur l'économie tout entière ou simplement sur les organes génitaux; soit qu'on cherche à produire sans secousses des effets toniques et reconstituants dans le cas d'anémie et de névroses anémiques; soit enfin qu'on s'efforce de calmer le système nerveux et de rétablir son équilibre.

On sait qu'il est de règle aujourd'hui dans presque toutes les stations thermales de soumettre les malades à un traitement hydrothérapique au moyen des eaux minérales elles-mêmes et que, de cette façon, on obtient des effets bien plus puissants qu'avec l'eau froide ordinaire. On peut même, loin des sources, administrer les eaux minérales sous forme de douches ou de bains que l'on emploie selon la quantité qui est nécessaire au traitement à l'état naturel, ou bien en se servant de celles qui sont préparées artificiellement. En raisonnant par analogie, il était donc tout naturel de chercher, dans le traitement hydrothérapique de l'impuissance, à augmenter l'action de l'eau ordinaire en y incorporant les divers agents médicamenteux dont on avait constaté, sous forme de pommades et de liniments, la favorable influence sur les organes de la génération.

Nous avons donc en conséquence l'habitude de prescrire à nos malades des bains doués de propriétés toniques et stimulantes spéciales dont les effets aphrodisiaques dans les cas les plus simples d'inertie génitale sont des plus marqués, tandis que dans les cas plus graves ils constituent des adjuvants précieux du traitement.

Les mêmes principes médicamenteux peuvent aussi être mêlés en diverses proportions à l'eau dont

7

on fait usage par les douches, dont elles augmentent de beaucoup les propriétés curatives.

DES APPLICATIONS DU CALORIQUE.

Tout le monde sait qu'au contraire du froid l'action immédiate de la chaleur sur le corps humain détermine la dilatation des vaisseaux capillaires et par suite la congestion et la turgescence des tissus qui sont soumis à son influence. Aussi, comme bien on doit le penser, a-t-on cherché en appliquant sur la verge, le périnée, etc..., des corps chauds tels que des sachets, des linges, des plaques métalliques, etc., à produire l'érection du membre viril.

Or s'il est vrai de dire que ce résultat peut dans certains cas être obtenu par ce moyen sans trop de difficultés, il est bon d'ajouter qu'il n'a rien de durable, ce qui tient au mécanisme de sa production.

En effet tandis que l'afflux du sang qui succède aux applications du froid est dû à la réaction générale de l'organisme qui naturellement met un certain temps à se produire, il ne se passe ici rien de pareil, car l'action de la chaleur est purement locale et la réaction qui suit son application, dès que les tissus cessent d'être soumis à son influence se fait en sens inverse avec rapidité. Chacun a pu expérimenter sur lui-même ce fait, c'est qu'après des ablutions d'eau froide sur la figure et sur les mains on ne tarde pas à éprouver un sentiment de chaleur correspondant à la rougeur de la peau : le meilleur moyen de se rafraîchir le visage est au contraire de se le laver avec de l'eau un peu chaude.

DU MASSAGE.

On donne le nom de *massage* à des pressions ou plutôt à un véritable pétrissage du corps tout entier, ou d'une de ses régions, pratiqués avec les mains dans le but de réduire le volume de la partie massée, de dissiper certains engorgements, de rétablir le mouvement dans les articulations et de leur rendre la souplesse, d'exciter la vitalité de la peau et de revivifier le système musculaire. » (Dict. de méd. et de chirurgie. (Du Mesnil.)

Les manœuvres nécessitées par ce mode de traitement sont variées à l'infini : elles consistent en *frictions, malaxations, foulage, percussions, froissements, pincements*. Pour faciliter le glissement des mains on a l'habitude de les graisser avec des pommades ou des liniments composés avec des substances douées de propriétés appropriées. En général on pratique le massage après avoir administré aux patients des bains simples ou composés, russes, turcs, etc. Les effets immédiats du massage sont avant tout de débarrasser la peau de l'enduit plus ou moins épais formé à sa surface par les matières grasses, produits naturels de la sécrétion de ses glandes qui, combinés avec les cellules de l'épiderme et les poussières l'encrassent de manière à nuire à ses fonctions.

Sous l'influence des manœuvres du massage, la

tonicité et la contractilité des fibres musculaires se réveillent ; une plus grande activité est imprimée à la circulation des vaisseaux capillaires et aux veines superficielles, une coloration plus vive des téguments en est le résultat naturel. Enfin une violente stimulation est exercée par les frictions sur les extrémités nerveuses des régions soumises au massage : cette stimulation se communique à la moelle épinière qui réagit à son tour sur les parties auxquelles elle distribue la sensibilité et le mouvement. (Trousseau et Pidoux. Traité de thérap.)

D'après ce qui précède on voit qu'on peut utiliser le massage comme l'hydrothérapie de deux manières différentes.

Si ce sont des effets de stimulation générale qu'on désire obtenir, on exerce les différentes manœuvres qui composent cette méthode thérapeutique sur toutes les parties du corps les unes après les autres ; si on ne cherche au contraire qu'à exciter et à modifier la vitalité d'un organe ou d'un appareil organique, on ne masse que la région du corps qu'ils occupent.

Le massage de tout le corps ou du périnée seulement, suivant les indications, rend soit seul, soit combiné avec l'hydrothérapie et l'électricité les plus grands services dans le traitement de l'impuissance, à la condition d'être pratiqué par des mains habiles. Il ne faut pas croire que pour cela le premier garçon de bains venu suffit et possède les qualités requises : les bons masseurs sont très rares.

DE L'ÉLECTRICITÉ.

Les modes d'application de la médication électrique sont des plus variés et ses indications très communes. Depuis vingt ans le rôle de l'électricité en médecine a été si bien étudié que ses applications sont devenues de plus en plus fréquentes, en même temps que ses résultats devenaient plus remarquables et plus probants de son efficacité. Mais encore ici nous faut-il dire que cet agent demande à être manié par les mains très expérimentées d'un praticien, en ayant fait une étude spéciale, si l'on ne veut pas être exposé à bien des mécomptes.

Les indications de la médication électrique sont des plus formelles dans un grand nombre de cas d'impuissance. Sans nous appesantir davantage sur un sujet auquel le caractère et l'étendue de cet ouvrage ne nous permettent pas de donner plus de développements, il nous suffira, croyons-nous, d'énumérer simplement les affections, causes immédiates ou éloignées d'anaphrodisie dans lesquelles nous y avons eu recours avec succès, pour qu'on puisse apprécier à sa juste valeur cette méthode de traitement.

Anémie générale et locale. — Engorgements ganglionnaires. — Etat congestif du cerveau. — Congestions en général. — Constipation opiniâtre. — Contractures du col de la vessie. — Inflammation, engorgements et hypertrophie de la prostate. — Rétrécissements de l'urèthre. — Circoncision. — Hémorrhoïdes. — Hydrocèle. — Varicocèle. — Sper-

matorrhée. — Maladies de la moelle épinière. —
Orchite. — Végétations. — Tumeurs. — Obésité. —
Névralgies de l'urèthre et de la vessie. —Priapisme.
— Paralysie de la sensibilité et du mouvement.

Disons en passant que parmi les différents modes
d'application de l'électricité c'est aux *bains électriques* généraux et locaux que nous devons les succès
les plus éclatants dans la cure de l'impuissance.

DES MOYENS ARTIFICIELS EMPLOYÉS POUR ATTIRER LE SANG DANS LES CORPS CAVERNEUX.

Ventouses. — Sinapismes.

Un médecin de la première partie du siècle, le
Dr Mondat a eu le premier, à notre connaissance,
l'idée de chercher par l'application de ventouses sur
le membre viril, à appeler le sang dans les corps
caverneux. La ventouse particulière et appropriée à
la forme du pénis dont il se servait dans ce but a
été décrite par lui sous le nom de *congesteur*.

Congesteur de Mondat. — Le congesteur de
Mondat consiste dans un cylindre de verre épais, de
dimensions variables selon les cas auxquels on doit
l'appliquer, ouvert à l'une de ses extrémités tandis
que l'autre est montée sur une pompe aspirante,
semblable de tous points à celle dont on fait usage
pour l'application des ventouses.

Voici de quelle façon on procède pour arriver, en
appelant artificiellement le sang dans la verge, à pro-

duire son érection. Nous laissons la parole à l'inventeur :

« On introduit le pénis dans le cylindre avec le soin de ramener en arrière le prépuce; on dirige l'instrument sur un pan incliné vers le haut, l'individu étant debout. Le congesteur est fixé par une main tandisque l'autre imprime au piston de légers mouvements pour faire le vide, le corps caverneux ne tarde pas à se gonfler; peu à peu le sang le pénètre de toute part, tout l'appareil génital subit l'impression érectile du pénis qu'on fait durer de 5 à 20 minutes.

« Avec le traitement prescrit et le régime indiqué, on sera toujours sûr d'augmenter considérablement le développement du pénis, de faire naître des érections aux individus qui en sont privés et de rétablir celles qu'on a perdues. »

Il est facile de se rendre compte, si l'on a présente à la mémoire la texture spongieuse des corps caverneux, du mode d'action et de la valeur de cet instrument abandonné, bien à tort selon nous.

En partant de ce principe physiologique, dont la valeur n'est contestée par personne, que l'accroissement d'un organe se fait proportionnellement à l'intensité de son fonctionnement, on doit admettre que du moment où par un procédé artificiel on parvient à déterminer des érections, même fugaces chez un homme qui en est, pour une raison ou pour une autre, privé depuis un certain temps, on a toutes chances de développer son membre viril en longueur aussi bien qu'en grosseur, puisqu'on ne peut obtenir ce résultat qu'en distendant les aréoles du tissu caverneux, distension qui naturellement se fait dans tous les sens. D'un autre côté, en répétant fréquemment des exercices de ce genre, on ne manquera certainement pas de donner de l'élasticité à un tissu qui avait en partie perdu cette qualité, qui lui est, comme on sait, de toute nécessité pour remplir le rôle qui lui est confié.

Le congesteur est aussi appelé à rendre les plus grands services dans les cas ou l'érection sans faire absolument défaut est incomplète, ce qui tient le plus souvent indépendamment de toute autre cause au peu de perméabilité des cellules caverneuses et spongieuses, et ensuite au défaut d'extensibilité de leurs parois il suffit parfois alors de quelques applications du congesteur pour parfaire l'érection, et pour vaincre la résistance à la dilatation offerte jusque là-par les mailles du tissu érectile.

L'emploi du congesteur est de plus nettement indiqué lorsque le défaut d'érection est tenu sous la dépendance d'un état inflammatoire ancien qui a déterminé une altération plus ou moins profonde des conditions anatomiques des parties constituantes de la verge.

Maintenant est-ce à dire que nous prétendions que l'usage seul de cet appareil soit capable de produire des érections durables et suffisantes sans qu'il soit besoin de seconder ses effets par d'autres moyens? Non, certes, car le plus souvent il convient pour obtenir un bon résultat de prescrire concurremment une médication tonique et excitante; mais ce que nous certifions en toute assurance de cause, c'est que le congesteur est encore de tous les moyens mécaniques le plus propre à appeler le sang dans les mailles du tissu érectile, et qu'il doit être préféré à tous ceux que l'on a conseillé dans ce but. Mais pour arriver à tirer de son emploi toutes les ressources qu'on est en droit d'en attendre, et pour ne pas déterminer des accidents par des manœuvres mal comprises, il est important de savoir qu'il faut se servir de cet excellent procédé avec circonspection; qu'on ne doit pas dès les premières séances opérer un vide complet dans le cylindre, avant d'être bien certain que la force élastique des tissus leur permettra non seulement de se dilater, mais encore de revenir sur eux-mêmes une fois que l'érection artificielle aura cessé. Faute de cette précaution on serait exposé à produire des déchirures et des épanchements sanguins dans les aréoles du tissu érectile, qui ne se résorbant pas promptement pourraient amener leur inflammation et par suite les accidents les plus graves.

Il faut en outre être prévenu que lorsque chez certains malades les tissus ont perdu en grande partie leur ressort, l'afflux précipité du sang dans des cavités presque inextensibles peut être douloureux. On voit donc que le congesteur ne saurait être manié par des mains inexpérimentées, puisqu'il importe au médecin lui-même qui l'emploie d'agir avec une grande prudence.

Si nous nous sommes appesantis aussi longuement sur le *congesteur de Mondat*, c'est que nous conseillons son usage dans tous les cas où le manque d'érection peut en grande partie être attribué à une paresse de la circulation locale, c'est-à-dire dans bien des circonstances.

Quelques médecins, Roubaud entre autres, ont con-

7.

seillé dans le même but d'entourer la verge de *sinapis-mes*. C'est là un piètre moyen, d'une efficacité fort douteuse, en tout cas très pénible à endurer, et qui, vu la plus ou moins grande activité de la farine de moutarde employée, peut à l'occasion déterminer des accidents inflammatoires assez sérieux, dont le résultat sera de diminuer l'élasticité physiologique de la peau du pénis et de nuire par conséquent à son développement lors de l'érection.

Roubaud lui-même est obligé d'avouer que le coït exercé sous l'empire d'un semblable excitant est plutôt un supplice qu'une volupté ; pour calmer cette souffrance il ordonne de pratiquer des lotions avec de l'eau fraîche sur le pénis avant le rapprochement !

DE LA FLAGELLATION.

« La flagellation, employée comme moyen d'éveiller le sens vénérien, nous a été transmise par les anciens : presque tous les auteurs grecs et romains en font mention, ainsi que des fêtes instituées en l'honneur de Priape, pendant lesquelles les hommes et les femmes se battaient mutuellement de verges, pour s'exciter à l'amour. » (Roubaud.)

« Je connais, dit Pic de la Mirandole, un homme dont le tempérament amoureux et les excès n'ont peut-être jamais eu d'exemple : il ne peut caresser une femme, malgré la violence de ses désirs, s'il n'est auparavant fustigé. Ce malheureux réclame ordinairement pour ce service, avec les plus instantes supplications, la main de la femme avilie dont il veut jouir, lui donne lui-même les verges qu'il a fait tremper dès la veille dans le vinaigre, et lui demande à genoux la faveur insigne d'être ainsi déchiré. Plus elle frappe avec violence, plus elle acquiert de droits à son amour et à sa reconnaissance, en lui rendant des feux qu'il n'avait plus, jusqu'à ce que la dernière période de la souffrance et l'épuisement total de ses forces lui fassent gouter la plénitude de la volupté en égale proportion.» (Œuvres complètes, Bologne, 1495.)

Voltaire prenait plaisir à se faire fouetter par les courtisanes, ce qui lui attira une sanglante épigramme qui finissait ainsi : Frappez fort, il a fait Séthos.

Tout le monde a lu dans les confessions de J.-J. Rousseau, l'histoire de la correction manuelle que lui infligea Mlle Lambercier, qui lui fit : « trouver dans la douleur, dans la honte même, un mélange de sensualité qui lui laissa plus de désirs que de crainte de l'éprouver de rechef par la même main ». On sait qu'à une seconde correction, Mlle Lambercier s'aperçut, *à quelques signes* de l'espèce de sensualité qu'éprouvait J.-J., comprit que le châtiment n'atteignait pas le but qu'elle se proposait, et y renonça.

L'efficacité d'un semblable moyen n'est plus à discuter mais ses effets sont essentiellement fugaces, et la luxure en tire les profits immondes que l'on peut supposer. Malgré l'immoralité apparente qui s'attache à l'usage d'un semblable moyen, et partant de ce principe qu'il n'est pas permis au médecin dans le traitement d'une maladie telle que l'impuis-

sance de dédaigner une ressource de cette valeur, par
cela seul que les courtisanes y recourent pour rendre
aux libertins épuisés un moment de vigueur factice,
nous avons pensé à utiliser ce procédé et à en ré-
gulariser l'emploi.

C'est en excitant les nerfs sensitifs de la peau et
en modifiant par conséquent sa sensibilité, que la
flagellation produit par action réflexe un afflux
sanguin dans les parties qui y sont soumises, et
que la stimulation qui en résulte en se communiquant
aux organes génitaux favorise l'érection.

Ne pouvant ni ne voulant, comme bien on pense,
appliquer la flagellation avec les procédés brutaux
mis en usage dans un simple but de libertinage,
nous nous servons à cet effet d'un balai métallique
qu'on peut à volonté mettre en communication avec
un appareil électrique. En général nous croyons utile
d'adjoindre les effets de la médication électrique
(*Galvanisation*) à ceux de la flagellation et nous ob-
tenons par la combinaison de ces deux procédés thérapeutiques des effets bien plus énergiques et plus
durables que ceux que produit la flagellation simple,
à la condition que les malades veuillent bien se soumettre pendant quelque temps à des séances quoti-
diennes de 3 à 5 minutes au plus de durée.

Les moyens thérapeutiques dont on dispose pour
le traitement tant médical que chirurgical de l'impuissance sont en résumé des plus complexes et
des plus variés. Il est donc absolument nécessaire
que le praticien, qui est appelé à traiter ce genre
d'affections, soit à la fois médecin et chirurgien, car
ce ne sera le plus souvent qu'en utilisant concurrem-

ment les ressources qu'offrent les deux branches de l'art de guérir, qu'il obtiendra un résultat favorable. Il lui faut en outre posséder sur l'hydrothérapie et l'électricité des notions plus précises que n'en ont en général les médecins ; à l'occasion même il lui faut enseigner au masseur de profession la pratique du massage spécial du périnée.

Le diagnostic de la cause efficiente de l'anaphrodisie n'est pas toujours facile à établir ; ce n'est pourtant qu'à la condition d'être fixé de la façon la plus formelle à son sujet qu'on peut instituer avec chances de succès un traitement quelconque. En agissant autrement on risquerait fort de faire fausse route, ou inconvénient bien plus grave, d'aggraver dans certains cas l'état du malade en formulant par exemple une médication stimulante, lorsque c'est aux calmants au contraire qu'on aurait dû avoir recours.

Somme toute, en dehors de l'intervention chirurgicale qui s'applique à des cas bien déterminés d'impuissance dûs à une lésion ou à un vice de conformation d'une partie de l'appareil génito-urinaire, il existe dans l'espèce trois méthodes de traitement physique dont les indications sont des plus fréquentes : ce sont l'*Hydrothérapie*, l'*Électricité* et le *Massage*. Notre expérience personnelle nous ayant démontré les avantages incontestables de cette façon d'agir nous avons l'habitude de soumettre nos malades à un traitement mixte consistant en application hydrothérapiques et électriques combinées (douches, affusions, immersions, bains électriques), suivies d'un massage spécial. En quelques circonstances plus rares nous avons recours au *Congesteur de Mondat* et enfin tout à fait exceptionnellement à la *Flagellation galvanique.*

Pour satisfaire aux besoins de notre pratique particulière nous avons en outre composé plusieurs sortes de médicaments à effets gradués correspondant aux divers degrés de l'impuissance, sous forme de vin, élixir, pilules, frictions, pommades, sachets et bains.

Dans les cas les plus simples, grâce aux propriétés toniques et stimulantes bien constatées des substances qui entrent dans leur composition, ils suffisent seuls à restituer à l'appareil de l'érection le ton et l'énergie qui lui font défaut, ou à rétablir l'équilibre des fonctions génitales : dans les cas plus sérieux ce sont aussi, comme nous l'avons exposé plus haut, des adjuvants précieux du traitement général sans lesquels souvent même il resterait sans effet.

Si nous le voulions, rien ne nous serait plus facile, à l'exemple de certains auteurs, que de publier ici avec un grand luxe de détails l'histoire des nombreux malades traités et bien souvent guéris par notre traitement. Mais nous ne voyons par l'intérêt que peut avoir la narration de faits de ce genre quand ils ne présentent rien d'extraordinaire, du moment ou il est impossible au lecteur de contrôler la véracité des assertions du médecin qui ne peut comme bien on pense, donner le nom et l'adresse des malades qui lui ont fait l'honneur de se confier à lui pour la cure d'une affection de nature aussi délicate que l'impuissance.

DE LA FÉCONDATION ARTIFICIELLE.

La fécondation artificielle des végétaux, connue des anciens, a été l'objet d'études intéressantes, et les expériences récentes couronnées de succès semblent ouvrir un nouvel horizon à la solution des questions les plus sérieuses de physiologie et d'économie sociale.

Tout le monde sait que les Babyloniens avaient remarqué que, pour obtenir des fruits des dattiers femelles, il était absolument indispensable de les rapprocher des individus mâles, et, d'après le récit d'Hérodote, ils prenaient le soin de rapprocher les branches mâles des branches femelles de ces arbres pour obtenir une fécondation certaine.

Depuis plus de deux mille ans, cette coutume a été conservée en Orient, et de nos jours les horticulteurs arrivent à multiplier à l'infini les divers moyens qui leur permettent de changer à leur gré la forme et la couleur des fleurs et des fruits. Ces applications multipliées de fécondation des végétaux, devenues une industrie complète, sont une source de richesse véritablement inépuisable.

La première expérience de fécondation artificielle sur les animaux est décrite dans un très curieux travail d'un physiologiste hanovrien, Jacobi, qui a été publié dans le Recueil des Mémoires de l'Académie royale de Berlin, en 1753.

Cet expérimentateur, mettant à profit les résultats obtenus auparavant par le naturaliste Gléditsch, qui

avait fait venir du *pollen* pris sur un palmier mâle
à Leipsick et en avait poudré un palmier femelle du
Jardin des plantes de cette ville, eut l'idée d'appliquer des procédés analogues à la fécondation artificielle des animaux.

Plus récemment, M. Perron, directeur de l'École
de médecine du Caire, a traduit en français un très
curieux ouvrage d'hippiatrique arabe, publié vers
l'an 700 de l'hégire par Abou-Bekr-ibn-Bedz. Ce
très intéressant travail, destiné à la bibliothèque du
sultan égyptien El Nacez, contient une relation fort
curieuse de fécondation artificielle opérée sur une
jument.

Mais c'est surtout à Spallanzani que l'on doit la
continuation d'expériences sérieuses sur les animaux,
et ce célèbre physiologiste, mettant à profit les expériences de Jacobi, les répéta, en 1779, avec un plein
succès sur des femelles de batraciens (*grenouilles,
crapauds*), et arriva enfin en 1780 à féconder artificiellement la femelle d'un mammifère.

Il réussit à injecter dans la matrice d'une chienne,
en état de chaleur, un gramme environ de sperme
émis par un jeune chien, avec une seringue chauffée
à la température de 50° Réaumur, et il vit cesser les
ardeurs utérines de la chienne, qui deux mois après
cette injection, mit bas trois petits ressemblant parfaitement au mâle duquel provenait la semence injectée.

Plus tard, deux professeurs à l'Université de Pise,
Pierre Rossi et Nicolas Bracchi, obtinrent les mêmes
résultats.

En France, les travaux de MM. Prévost et Duma

firent connaître l'élément fécondant du sperme, *les spermatozoaires*, et cette découverte donna une direction plus méthodique à l'étude des lois mysté- rieuses de cette partie de la physiologie.

Le savant embryologiste du Collège de France, M. Coste, écrivait en 1847 : « L'expérience de Spallanzani nous paraît devoir réussir également chez l'espèce humaine ; si jamais on l'exécute, c'est un ou deux jours avant l'invasion des règles ou au moment de leur cessation qu'il faudra la tenter, parce que la menstruation étant l'analogue du rut, c'est durant cette période que la semence artificiel- lement injectée aura le plus de chance de rencontrer dans les ovaires des ovules en maturité.

« Un fait, dont l'exactitude n'est pas complète- ment démontrée et qui se trouve rapporté dans une observation de Hunter, prouverait que la féconda- tion artificielle de la femme se serait réalisée bien avant les prévisions de la science. »

Il est facile de comprendre que dans l'étude de questions aussi délicates, les occasions d'expérimen- ter ne se rencontrent que difficilement, et, bien que nous connaissions deux faits authentiques de féconda- tion artificielle chez la femme, comme il est égale- ment facile de comprendre la réserve et la discré- tion imposées en pareil cas, nous ne pouvons que re- later le fait parfaitement authentique du chirurgien Marion Sims, qui, après avoir injecté pendant plusieurs mois une demi-goutte de sperme dans l'in- térieur de l'utérus d'une femme, arriva après la dixième injection à obtenir une conception.

Il y a environ quarante ans, un de ces hommes sérieux, qui n'admettent que les théories que la pratique et l'observation viennent confirmer, Girou de Buzareingues, tenta différentes expériences sur les animaux, et voici la conclusion qu'il crut pouvoir tirer du résultat de son travail.

D'après cet auteur, les mâles produiraient seulement des mâles quand ils sont très vigoureux ; le contraire aurait lieu quand les femelles sont couvertes par des individus trop jeunes.

Un médecin, Lucas, a publié un ouvrage sur l'hérédité, dans lequel ce savant est arrivé aux mêmes conclusions que Girou de Buzareingues : « Le mâle et la femelle, dit ce médecin, transmettent d'autant plus certainement leurs sexes que le mâle est plus mâle et la femelle plus femelle. » Un autre savant médecin, le docteur Boudin, auteur de nombreux travaux estimés, présenta, en 1863, à l'Académie des sciences un mémoire relatif à ces questions, intitulé : *De l'influence de l'âge relatif des parents sur le sexe des enfants*. Dans ce travail, Boudin est arrivé à conclure : 1º que le sexe masculin prédomine quand le père est plus âgé que la mère ; 2º que les naissances féminines sont plus nombreuses quand c'est le contraire qui a lieu ; 3º quand les parents sont de même âge, sauf une très légère prédominance féminine, les deux sexes tendent à s'équilibrer.

Quelques auteurs étrangers se sont occupés des mêmes recherches et leurs conclusions sont sensiblement les mêmes. Ainsi, Boudin est complètement d'accord avec Salder, Gochlert, Hotacker, sur les points que nous venons de passer en revue.

LOI QUI RÉGIT LA PRODUCTION DES SEXES.

Les lois mystérieuses qui régissent la production des sexes ont été étudiées depuis quelques années avec le soin et la curiosité extrême que ces phénomènes physiologiques provoquent si justement. Bien que les causes réelles de cette production restent encore ignorées, les résultats très intéressants obtenus par des expérimentateurs savants et ingénieux méritent d'être connus.

Anciennement, les assertions les plus dénuées de sens, les plus contradictoires, les hypothèses les moins fondées, ont été données en pâture à la curiosité du vulgaire, et un grand nombre d'auteurs ont laissé s'accréditer des erreurs que la science véritable doit aujourd'hui s'efforcer de détruire.

Les uns ont attribué la production de l'un ou de l'autre sexe à la position de la femme pendant les rapprochements ; d'autres ont localisé le sexe mâle dans le testicule gauche ou dans l'ovaire droit ; mais les observations sérieuses ont démontré que l'ablation ou la privation naturelle ou accidentelle d'un testicule ou d'un ovaire ne change rien aux conditions des productions sexuelles.

L'influence du régime et de certaines pratiques hygiéniques ne prouve rien et ne donne aucun résultat appréciable.

Il faut arriver jusqu'au commencement de ce siècle pour voir ces études se continuer en se basant sur l'observation et l'expérimentation directe.

Plus récemment, M. Thury, professeur à Genève a étudié à son tour cette intéressante question et a fait connaître le résultat des expériences fort curieuses faites sur les animaux supérieurs.

Cet habile et sagace physiologiste s'est appuyé sur les faits observés par Hubert et plusieurs autres savants, sur les abeilles, et, par leur généralisation, il est arrivé à démontrer que le sexe dépendait du degré de maturation dans lequel se trouvait l'œuf au moment ou il a été fécondé. Voici ce que dit cet auteur: «On sait que les œufs des mammifères se détachent de l'ovaire au commencement du temps du rut, et qu'ils peuvent recevoir la fécondation pendant toute la durée de la période de chaleur, et par conséquent lorsqu'ils sont parvenus à un état de maturation plus ou moins avancé. Il est vrai que ce temps est court ; mais, dans les premières phases du développement génésique, époque de fécondation, où tous les éléments essentiels de l'être futur se posent en germe, la puissance formatrice travaille avec activité, et des changements capitaux se succèdent dans un temps très court. La durée totale de la descente de l'œuf dans les trompes et la matrice (*vingt-quatre à quarante-huit heures chez les vaches*) se partage donc en deux périodes: fécondé dans la première, le germe est œuf femelle ; fécondé dans la seconde, il est œuf mâle. »

M. Thury, et M. Cornaz, administrateur de la ferme de Montet désirant compléter leurs expériences, firent saillir un certain nombre de vaches dès les premiers signes du rut, et ils n'obtinrent que des *femelles*.

Ils attendirent pour d'autres vaches la fin de la période de chaleur, et ils obtinrent seulement des *mâles*.

Ces résultats se trouvant conformes à la théorie, ces observateurs crurent pouvoir poser les conclusions suivantes :

« 1° Le sexe dépend du degré de maturation de l'œuf au moment où il est saisi par la fécondation ;

2° L'œuf qui n'a pas atteint un certain degré de maturation, s'il est fécondé, donne une femelle ; quand ce degré de maturation est dépassé, l'œuf, s'il est fécondé, donne un mâle ;

3° Lorsque, au temps du rut, un seul œuf se détache de l'ovaire pour descendre lentement à travers le canal génital (*animaux unipares*), il suffit que la fécondation ait lieu au commencement du temps de rut pour qu'il en résulte des *femelles*, et à la fin, pour qu'il en résulte des *mâles*, les modifications ayant lieu normalement pendant la durée de son trajet dans le canal génital ;

4° Lorsque plusieurs œufs se détachent successivement de l'ovaire pendant la durée d'une même période génératrice (*animaux multipares et ovipares*), les premiers œufs sont en général moins développés et donnent des *femelles*, les derniers sont plus mûrs et donnent des *mâles* (ABEILLES, COQS). Mais s'il arrive qu'une seconde période génératrice succède à la première, ou si les circonstances extérieures ou organiques changent considérablement, les derniers œufs peuvent ne pas atteindre au degré supérieur de maturation, et donnent de nouveau des *femelles.* Toutes choses égales d'ailleurs, l'application du principe de sexualité est moins facile lorsqu'il s'agit d'animaux multipares ;

5° Dans l'application des principes précédents aux grands mammifères, il importe que l'expérimentateur observe une première fois la marche des phénomènes de chaleur chez l'individu même sur lequel il se propose d'agir, afin de connaître exactement la durée et les signes de l'état de rut, qui varient fréquemment d'un individu à l'autre ;

6° Il est évident qu'on ne peut attendre de résultat certain lorsque les signes de chaleur sont vagues ou équivoques. Cela n'arrive guère chez les animaux libres ; mais les bestiaux à l'engrais ou renfermés dans l'écurie offrent quelquefois cette particularité anormale ;

7° Il résulte, de la manière même dont la loi qui régit la production des sexes a été déduite, que cette loi doit être générale et s'appliquer à tous les êtres organisés, c'est-à-dire *aux plantes, aux animaux et à l'homme.* »

Or, chez la femme, les dix à douze jours qui suivent la fin des règles correspondent à la période de chaleur des animaux, et c'est précisément à cette même époque que l'œuf descend dans l'utérus.

D'après cette loi, il est donc absolument essentiel de faire correspondre les rapports sexuels, ou, immédiatement après la fin de la menstruation pour avoir des filles, ou, seulement quelques jours après cette période pour avoir des garçons.

La théorie de cet observateur peut donc parfaitement s'appliquer à l'espèce humaine.

D'après ces indications, nous avons recueilli personnellement quelques observations qui semblent donner raison aux expériences de M. Thury.

FIN.

TABLE DES MATIÈRES

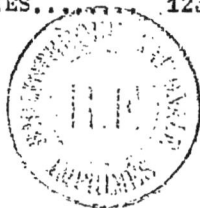

Paris.— Typographie A. PARENT, A. DAVY, successeur,
52, rue Madame et rue M.-le-Prince, 14.

OUVRAGES DU Dr MOREAU-WOLF

En vente à Bruxelles

CHEZ VAN CROMBRUGGHE-CHRISTIAENS, LIBRAIRE
Galerie Bortier, 4, 5, 6

Et à Paris CHEZ L'AUTEUR, 39, rue des Petits-Champs.

Envoi franco.

De la liqueur d'absinthe et de ses effets, 1860.   1 fr.

De l'emploi topique de l'huile de croton tiglium dans l'anasarque, 1864. (*Épuisé.*)

Des rétrécissements de l'urèthre et de leur guérison radicale et instantanée par un procédé nouveau, la divulsion rétrograde, 2e édition, 1875. 1 vol. avec fig.   3 fr.

Du traitement de l'orchite par les courants continus constants (en collaboration avec le Dr Chéron), 2e édition, 1877.   1 fr.

Des services que peuvent rendre les courants continus constants dans l'inflammation, l'engorgement et l'hypertrophie de la prostate (en collaboration avec le Dr Chéron), 1869   1 fr.

Exposé pratique des différents procédés à employer pour faire cesser la rétention d'urine, 1876. 1 vol. avec planche, 2 fr.

Lithotritie. Divulsion. Nouveaux instruments, 1877.   1 fr.

De la sychaurie ou sychno-micrurie et de son traitement par la dilatation lente, progressive de la vessie au moyen des injections forcées, 1880.   1 fr. 50

Le Conseiller pratique des gens du monde dans les maladies des organes génito-urinaires de l'homme. 1 beau volume de 600 pages illustré de 116 gravures, 1884.   4 fr.

Paris. — A. PARENT, imp. de la Fac. de médec., A. DAVY, successeur,
52, rue Madame et rue M. le Prince, 14.

9 782013 506342